安心 整形外科ガイドブック

受診する前に知っておきたい心得

竜操整形外科病院
理事長・院長
角南 義文

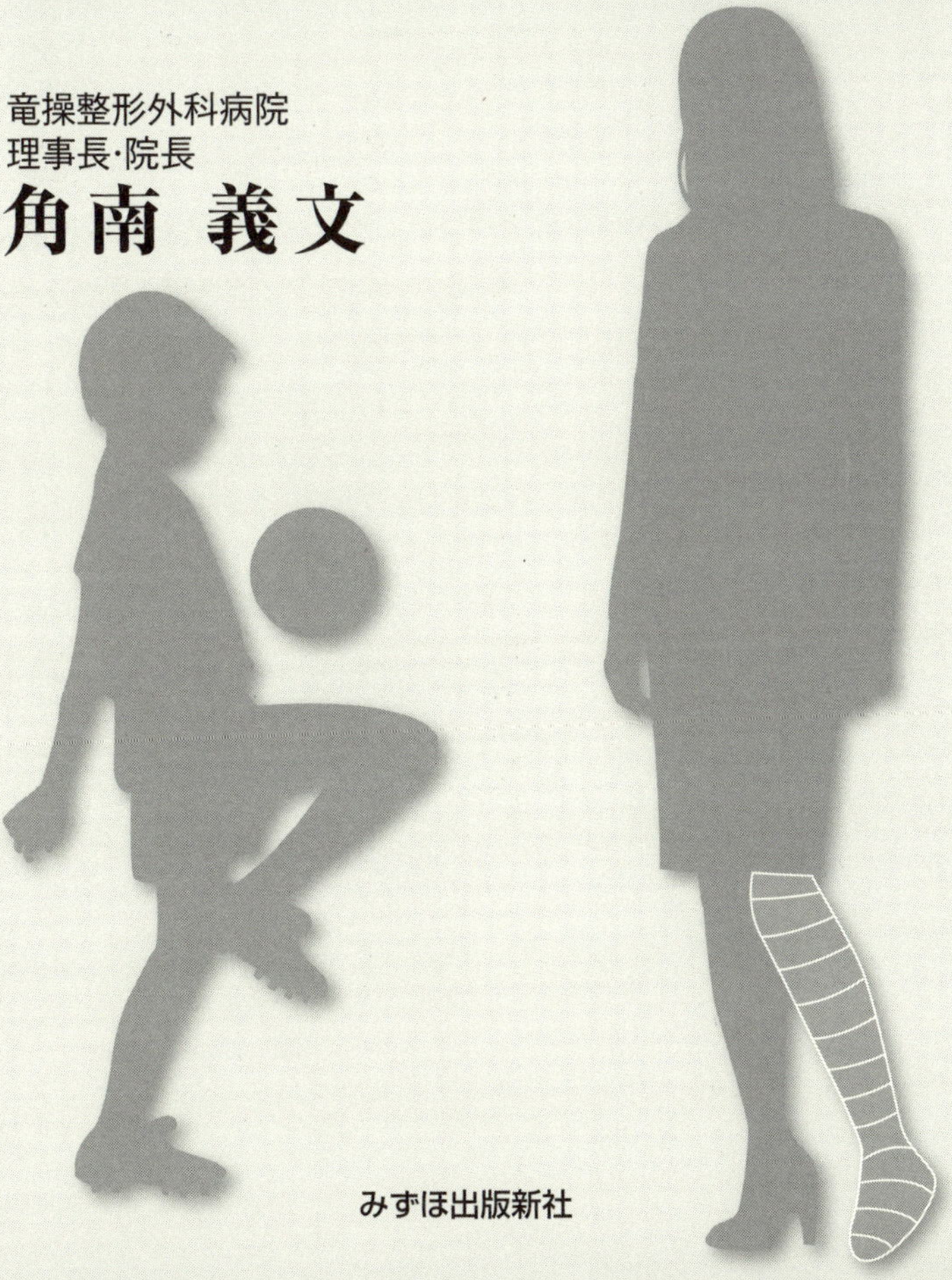

みずほ出版新社

はじめに——整形外科の疑問がコレで解消します！

高齢化社会の到来を迎え、ますます整形外科の門を叩く患者さんが増えています。その理由は従来の患者さんに加え、加齢によって起こりやすくなる病気が多くなるからです。若いときには事故やケガに遭わない限り、整形外科を受診することはないでしょう。しかし、高齢になってくると体のあちこちが傷んできます。そのとき、お世話になるのが整形外科です。

残念ながら、まだまだ正しく整形外科が扱う病気やその治療範囲を理解している人が多いとは言えません。

世の中には整骨院や接骨院、あるいは美容外科などさまざまな看板を掲げたクリニックが存在します。おそらくみなさんはどのような病気のときにどこへ行けばいいか、迷われるのではないでしょうか。

本書はそのような方たちのために、整形外科が扱う病気や治療方法をわかりやすく解説しています。

簡単に内容を紹介しますと、つぎのようになります。

一　整形外科とはどのような疾患を扱うのか

二　よくある整形外科の病気を紹介

三　手術はどのように行うか

四　整形外科に関する疑問について

五　予防とリハビリ

この本1冊があれば、悩むことなく、整形外科の門を叩ける内容になっています。ぜひともお手元に置いて、最善の治療を受けてほしいと思います。

また、予防法やリハビリにも触れてありますので、合わせて参考にしていただければ幸いです。

角南義文

目次

第2章

よくある整形外科の病気とは

第3章

手術はどのように行われるか

第4章 ぜひとも知っておきたい整形外科の病気〈Q&A〉

第5章

予防法とリハビリテーション

第1章

整形外科って何の治療をするの?

接骨院（整骨院）は病院や診療所ではない

この本の初めに当たって、まずはみなさんがよく混同される整形外科とはどんな病気を扱い、どんな治療をしているのかを最初にお話したいと思います。

よく間違われるのが接骨院（整骨院）との混同です。接骨院は柔道整復師が柔道整復術を行う施設を言います。整骨院、ほねつぎとも言われ、病院や診療所とはまったく異なります。病院での整形外科は医師が行う「医行為」といいます。

接骨院は主に原因のはっきりした急性のケガを扱い、医療保険が適用されます。捻挫、打撲および脱臼骨折の応急処置（引き続き施術する場合には医師の同意書が必要）など、骨や筋肉、関節が負傷した場合に限ります。そのため肩こりや痛み、リウマチなどの施術（治療とはいいません）は保険の適用外になります。

本来、柔道整復師の資格を持つ人が開業する場合、法律上は『柔道整復』『接骨』『ほねつぎ』の三つしか名称としては使えません。しかし、慣例上、整骨院という名前も認められています。

医師は大学で6年間勉強をし、国家試験を受けて医師免許証を取得し、その後多くはさらに6年間の臨床研修が必要です。

柔道整復師は、専門学校で3年間の勉強の後、国家試験を受験することになっています。学力に当然ながら雲泥の差があります。

とくに間違いやすいのが『整体』『整体院』と名乗っている場合です。これらは国で認めた資格ではありません。『骨つぎ』『あん摩』『マッサージ』『はり師』『きゅう師』は国の資格はありますが、医療ではなく『医療類似行為』であって、病名によっては健康保険が使えますが、『治療』ではなく『施術』といいます。

診療を受ける前に確認してください。

形成外科や美容外科とはどう違うか

また混同されるもう一つに形成外科、美容外科があります。これも勘違いをされている人が多いですから、ここでその違いをはっきりさせておきましょう。

最初に形成外科についてお話しします。これは治療範囲を見ればその違いがはっきりします。

整形外科が身体の運動器（手足と背骨）の運動機能の改善がメインになっているのに対し、形成外科では身体の表面にできた異常に対しての治療がメインになっています。扱う病気・疾患としては、火傷や切り傷による痕、ケガなどによる変形や歪み、腫瘍手術で失われた部分の再建、先天性異常の改善などが主な領域です。

私たちがよく知っているものでは乳がん手術後や耳や鼻の外傷後の再建手術などがあります。

これらの異常はとても精神面に大きな影響があります。それがコンプレックスになり、日常の生活にも大きな支障をもたらすこともあります。それを改善する目的も含まれています。

私たちが生活するうえで大切なのは心身の両面が揃うことです。それをそれぞれサポートしているのが整形外科と形成外科と言えるでしょう。

つぎに美容外科ですが、これは形成外科から分離してできた領域です。形成外科では主に身体の表面の病気や疾患を治療しましたが、美容外科は異常ではない身体表面の手術をする目的でできました。わかりやすく言えば、審美面を目的としたものと言えばいいでしょう。

基本的には顔の醜形を改善する手術が多いですが、それ以外にも乳房を大きくしたり、脂肪を吸引するものも最近では行われています。

ただこの美容整形は病気やケガなどではありませんから、保険が適用されません。その人個人の美的価値観が大きく作用しますから、必要のない人もいます。

しかし精神面に影響を与えることを考えれば、それによって自信を取り戻す人がいることも事実です。

診療科の特徴をきちんと理解して受診することが大切です。

整形外科とはどんな科か

それぞれの違いがわかったところで、整形外科の本来扱うものをお伝えしたいと思います。

整形外科の扱う病気の守備範囲はつぎのように定義されています。

「人体の運動器官の病気や外傷（ケガ）を取り扱う医学の一部門です」

わかりやすく言いますと、全身の運動器官である骨・関節・筋肉・靭帯・腱・脊髄・神経の病気、外傷（ケガ）による損傷、手足などの先天性疾患（生まれつきの奇形など）を治療、研究する学問です。さらにいえば、手足や背骨の病気と怪我が対象となります。

整形外科の起りは、１７４１年（日本でいえば徳川幕府　第八代吉宗の時代）パリ大学の学長Nicolas Andryが、当時手足が不自由で今でいうストリートチルドレンになっていた子供たちの手足や背骨を治せば、普通の仕事に就けると提唱してからです。

また整形外科の治療は、単に病気やケガを治すだけでなく、運動機能をできるだけ元に回復させることを目的にします。これも整形外科の大きな役割です。

さらに運動機能の障害だけでなく、痛みを主とする疾患（神経痛やリウマチなど）の治療も行うのも整形外科の主要な業務です。

治療法は主に手術による外科的療法と手術をしない保存的療法に分かれます。

保存的療法は主にギプス固定、コルセットなどの装具療法やリハビリテーションなどで治療を行っていきます。外科的療法には主につぎのような種類があります。

・脊髄・脊椎の手術
・神経、靭帯、腱の手術
・骨折の手術（骨接合術など）
・関節の手術（人工関節置換術など）
・腫瘍などの摘出術

整形外科は医療の中にある診療科です。柔道整復師法による整骨院（接骨院）とはまったく異なります。

医療の中にある診療科ですから、当然、診察・治療は医師が行います。

どんなときに整形外科に行けばいいか

この本を出版する目的の一つに、どんなときに整形外科に行けばいいかというのがあります。

似たような名前の看板を掲げたところとの違いを初めに説明したのもその思いがあったからです。

整形外科は運動器疾患を診断・治療する診療科です。四肢（手足）と体幹（背骨）を治療する診療科ですから、首から足までを網羅します。除外されるのは内臓（頭・肺・腹部など）の病気だけです。

また、リハビリテーションで運動機能を回復させ、早期の社会復帰を目指すのも整形外科の大きな役割の一つです。高齢化社会が進んでいますから、ますますその役割が増大することは間違いありません。

もしあなたが日常生活でギックリ腰になったとしたらどこへ行きますか。このようなときには迷わず整形外科を受診して下さい。

日頃の生活でよく経験する腰の痛みや神経痛、肩こり、関節痛などや骨折、打撲、捻挫、切り傷などを治療するのが整形外科です。

それではもう少し、具体的にどのようなときに行けばいいか、事例ごとにお話していきましょう。

整形外科に行ったほうがいい場合①――骨折した

日常生活だけでなく、スポーツをしているときや高齢者になるとちょっと転んだだけでも骨折することがよくあります。そのようなときは迷わず整形外科の専門医を訪ねてほしいと思います。

必要があれば手術をするか、ギプスを使用して治療します。ただ、骨折が治っても関節が正しく動かなかったり、骨が曲がってついてしまう場合があります。ひどいときには骨がきちんとついていない場合もありますので、必ず専門の整形外科医を受診し、治療を受けて下さい。

とくに子どもは骨がある程度曲がったままついてしまっても、成長とともに自然に矯正されることもありますが、必ず手術が必要な骨折もありますので、注意が必要です。

また成人している人の場合は、できるだけ早く日常生活や仕事に復帰できるように考えて治療することが大切ですし、高齢者の場合は、寝たきりにならないように最善を尽くす必要があります。

そのためにも、整形外科の専門医を受診することが大事です。

整形外科に行ったほうがいい場合②——骨が痛む

骨に痛みが出た場合、そこにできもの、例えば、骨腫瘍などができているかもしれません。そのようなときは速やかに整形外科を受診して下さい。

腫瘍には良性と悪性があり、その判別を行って治療を行います。

また、最近では骨粗鬆症《こつそしょうしょう》になる患者さんが増えていますが、この場合も骨に痛みが出ることがあります。

高齢者になると骨がもろくなり、骨粗鬆症になる人が増えてきます。その場合は尻もちをつくなどの軽微な外力程度で骨が折れたりすることもあるため、転んだりして骨折しないように注意しなければいけません。

治療も予防的に骨を強くするための方法が採られます。

整形外科に行ったほうがいい場合③——関節が痛む

いろいろな原因で痛みが現れます。その原因をまず特定します。主なものを挙げますとつぎのようになります。

- スポーツが原因の場合（怪我や使い過ぎ・疲労骨折など）
- 外傷の場合（骨折、ねん挫、アキレス腱断裂など）
- リウマチ・痛風などの病気の場合
- 老化による場合（変形性膝関節症など）

診断がついたならば、それによって治療方法を選択します。

多く見られるのが加齢によるものや体重が増加したために関節が変形して関節が痛むケースです。これは変形性関節症と言われます。

治療方法は関節の回りの筋肉を鍛えたり、関節を温めたり（リハビリ）、体重を減らすことで痛みは軽減できます。

病状が進行してそれでは治らない場合は手術をすることになります。そのときは関節の向きを変える手術（高位脛骨骨切り術）や関節鏡手術、人工関節手術などを行います。

整形外科に行ったほうがいい場合④——腱が切れた

私たちの身体を動かしているのは筋肉ですが、それ以外にも腱と靭帯があります。この三つが身体を動かす要素といっていいでしょう。

筋肉のことはみなさん良くご存知ですが、腱と靭帯はそれほど知られていません。腱は筋肉の先端にあり、骨と筋肉を仲介する役目をしています。筋肉は柔らかいために硬い骨にしっかりと付着するのは不可能です。そのため、腱が存在しています。

ただ、伸縮性があまりありませんから、無理に引っ張ると切れてしまいます。肩が上がらなくなったり、指の動きが悪くなったりします。このようなときは整形外科で診察を受けて下さい。

診断が遅れると治療結果が悪くなる場合があります。最悪、腱を縫うことができなくなります。

また、縫った後に周りと癒着して関節が動かなくなることがありますので、リハビリテーションが必要となります。

有名なのがアキレス腱です。ふくらはぎにある腓腹筋《ひふくきん》をかかとに接続するための仲介をしています。アキレス腱が切れてしまうと、足を蹴る力がなくなり歩くのが難しくなります。

靭帯は腱と構造は似ていますが、靭帯は骨と骨の仲介をしています。関節の中で骨と骨が離れないように保持する役割を果たします。

また、関節が変な方向へ曲がらないように関節の動きを制限する役割もしています。無理に力を加えて靭帯を引っ張ると断裂してしまいます。

野球ヒジと言われるのは本来、内側にしか曲がらないヒジ関節が投球動作を重ねることで外側に反り返る力を受け、内側側副靭帯《うちがわそくふくじんたい》が損傷を受けた状態を言います。

この場合も整形外科での治療が欠かせません。

整形外科に行ったほうがいい場合⑤——腰痛、肩こり、神経痛がひどい

原因を見つけることがとても重要です。腰痛の場合は主に腰に原因があり、肩こりの場合は頸椎《けいつい》から肩に原因があることが多いです。神経痛の場合もその多くは頸椎や腰椎に原因があります。

診断を下すにはレントゲンやCTなどで骨の状態を、MRIで軟骨や神経の状態を検査します。早く原因を見つけて治療することが病気を早く治すことにつながります。

また、同じ神経痛の場合でも、首や腰に原因がある場合には手足の筋肉が衰え、力が弱くなり、手足がしびれたり、箸を使うのやシャツのボタンをかけることが不自由になることがあります。このようなときは手術をすることもあります。

痛みにはガンの転移によるものもあります。

早期発見・早期治療が悪化を防ぐ

今では整形外科は身近なところでも見られるようになりました。個人で運営している医院も増えています。

今までお話した病気やケガの症状が出た場合、できるだけ早く通いやすい医院に行かれることをお勧めします。

どこに行こうかと悩んでいる間に症状が悪化することもあります。早く治すには早く診断を確定させて治療することが大事です。

また、症状が出ているときは日常生活にも支障があるケースがほとんどです。毎日をどのように過ごせばいいか、どのような運動をすればいいかなど、整形外科医のアドバイスを受けることも大切です。

運動機能を失わないためにも整形外科を上手に利用して下さい。

第2章

よくある整形外科の病気とは

足腰の痛みやしびれ

最近、高齢の方に多いのが足腰の痛みやしびれです。これは「腰部脊柱管狭窄症《ようぶせきちゅうかんきょうさくしょう》」が原因であることがあります。

その症状に「間欠跛行《かんけつはこう》」というものがあります。これは歩いていると徐々に足や腰が痛くなったり、しびれたりして歩きにくくなってしまう歩行障害です。

しかし、椅子に座ったり少し休むとまた歩けるようになります。これが間欠跛行の特徴的な症状といえます。

ただ、この間欠跛行の症状を引き起こすのは腰部脊柱管狭窄症以外にもあります。それが「閉塞性動脈硬化症《へいそくせいどうみゃくこうかしょう》」と呼ばれる病気です。

これは足にある血管の内側にコレステロールなどが付着して血管が狭くなったり、硬くなったりして血流が悪くなるために起こります。

この病気になると腰部脊柱管狭窄症と同じように間欠跛行の症状が現れます。この病気によくかかるのがタバコをよく吸う40歳から50歳までの男性です。

腰部脊柱管狭窄症になる原因は加齢による場合が多いです。変性した腰の骨が神経を圧迫するためにこのような症状が現れます。

また腰部脊柱管狭窄症には間欠跛行以外にもわかりやすい特徴があります。それはイスに座ったり、姿勢を前かがみにしたり、自転車に乗ったりすると症状が和らぎます。これは腰を曲げる姿勢が症状を和らげるからです。

この腰と血管の病気のどちらも同じような症状が現れますが、その治療法はまったく異なります。日常生活での注意点も違います。

とくに気をつけてほしいのが閉塞性動脈硬化症の患者さんです。たいていの場合、高血圧、高コレステロール血症、糖尿病を併発していたり、心臓や脳の血管が狭くなっている、あるいは詰まったりしていることが多いので、すぐに診断を受けることが必要です。

上肢と下肢の血圧を測定したり、内科や血管外科の医師に診てもらうようにアドバイスをしています。

私は足腰の痛みやしびれがひどくて整形外科を受診した患者さんには、「問診」を大切にしています。

・どのくらい歩くと症状が出るか
・どのような姿勢のときに痛くなるか（歩くと痛くなるのか）
・どのような姿勢のときに楽になるか（椅子に座ると楽になるのか）
これらの問診から病気を判断します。そして、血管の病気が疑われる場合には、さらに足が冷たいかどうか、足の動脈の拍動がわかるかどうかを実際に触って確認します。

さらに必要なときには、画像診断や血液検査なども行い、その結果、糖尿病や動脈硬化などの疾患が疑われるときには専門の医師を紹介して、患者さんに適した治療が受けられるようにしています。

腰部脊柱管狭窄症は重症化すると日常生活に大きな支障が出てきます。トイレが近い、便秘がひどいなどの膀胱直腸障害の症状が現れることもあります。

腰痛に悩む方は非常に多いですが、同じ腰痛でも痛みが何日たっても軽くならない、通っているところで治療を受けても治らない、腰痛と足のしびれの両方がある、とくに歩くと痛みとしびれがある、排尿障害がある、椅子に座ると楽になる、自転車に乗ると楽になる、安静にしていても痛みがあるなどの症状がある方は、ぜひとも整形外科の専門医の診断を受けることをお勧めします。

同じような腰の痛み、足のしびれでも実は…

腰部脊柱管狭窄症

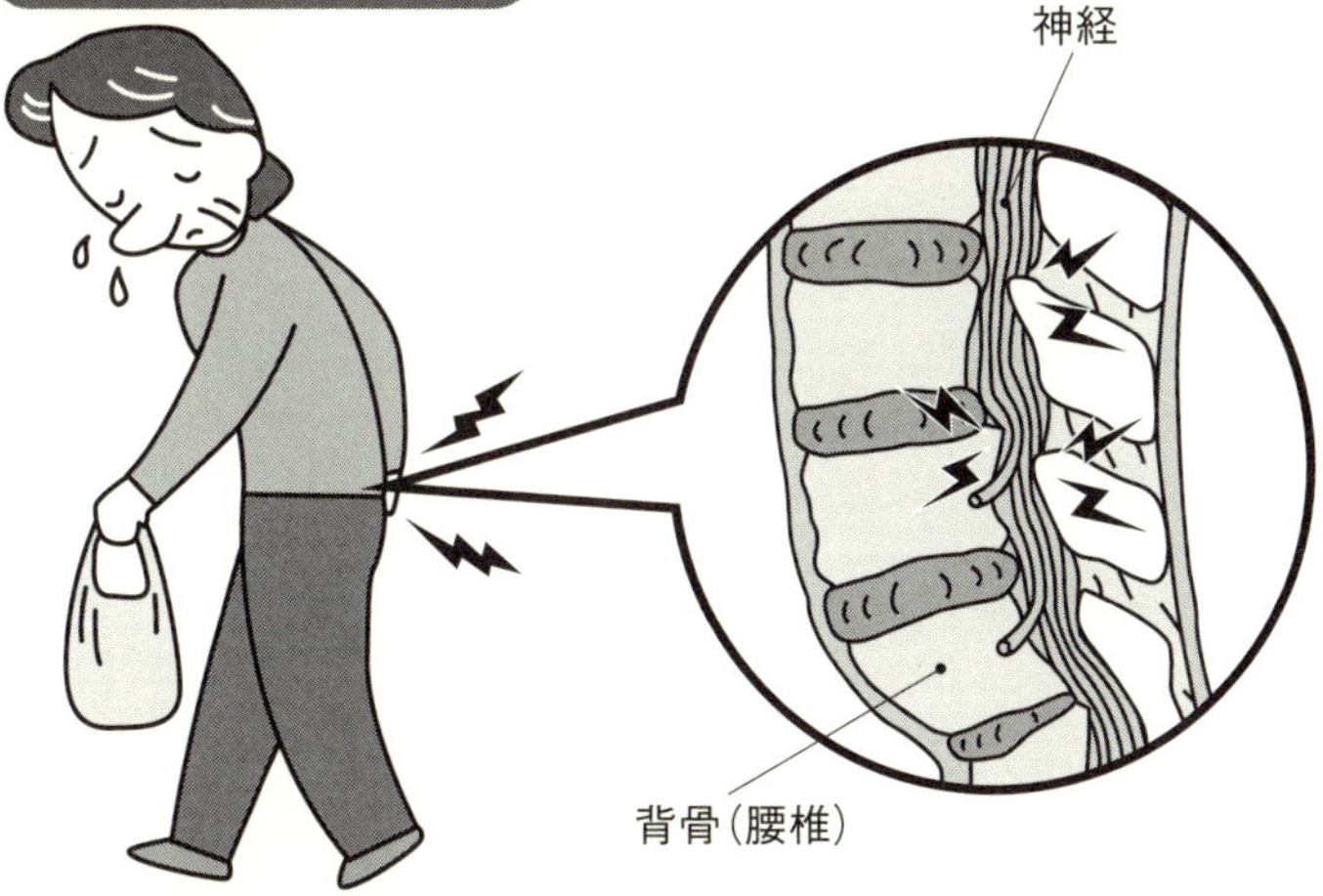

閉塞性動脈硬化症

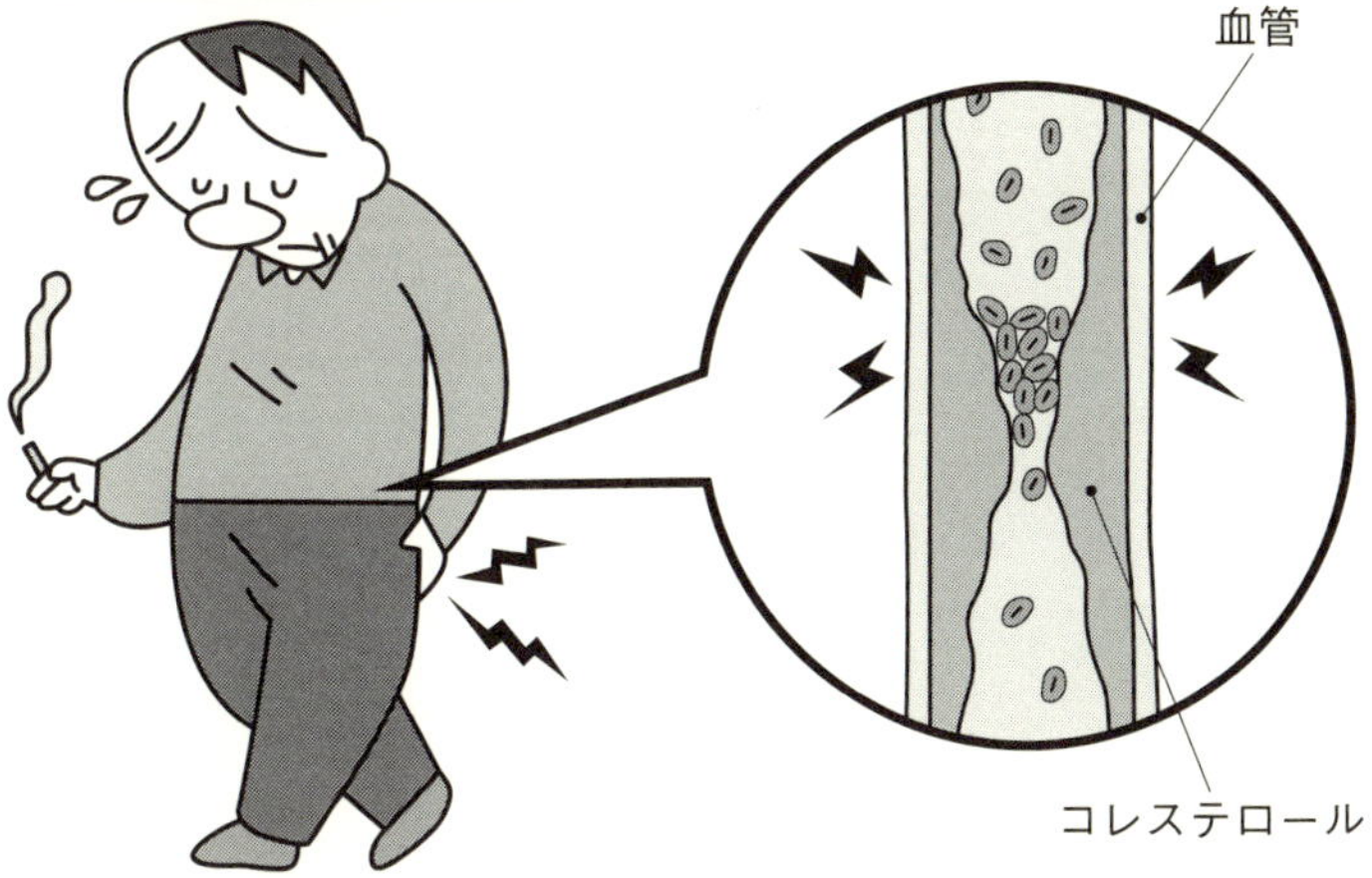

日常生活で腰痛を起こさないために注意すること

ここでは日常生活で腰痛を起こさないためにどのようなことに注意すればいいか、そのいくつかの注意点をお話しておきます。第5章でも姿勢について解説します。

①姿勢はどこに気をつければいいか

腰痛の原因となるものでいちばん多いのが姿勢です。長い時間、悪い姿勢を続けていたために起こるものや中腰で重たいものを持ち上げたときに起こすギックリ腰があります。そこで、腰痛を起こさない良い姿勢を心がける必要があります。つぎのページの絵を見て下さい。良い姿勢と悪い姿勢の例がありますので、それを参考に良い姿勢をとるようにしましょう。

立っているときの姿勢ですが、壁に背を向けて立ち、かかとを壁につけて立ちます。そのとき腰と壁の間に手のひらが一つ入るくらいが良いとされます。だいたい2～3㎝ほどです。

骨盤の傾斜と腰椎のわん曲

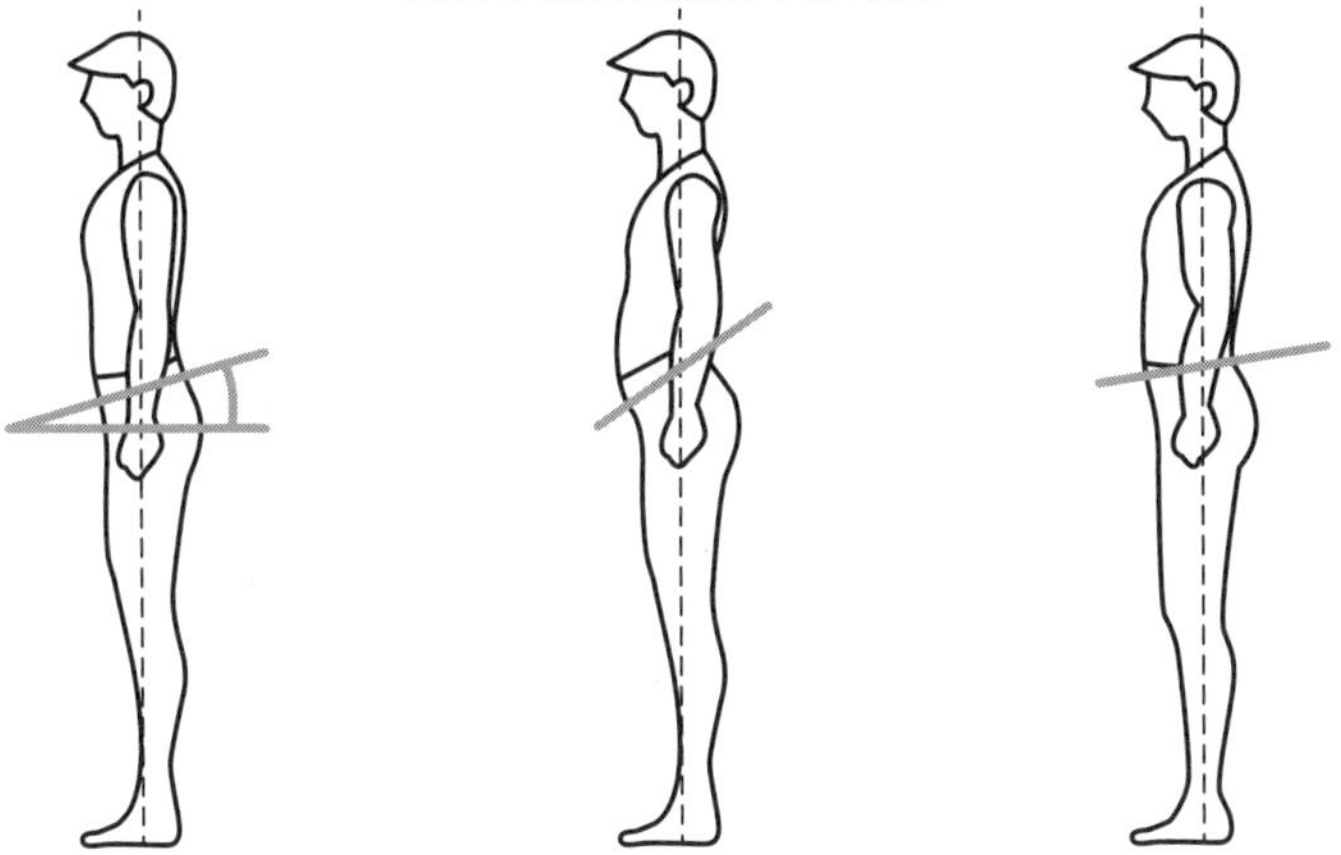

姿勢が悪く、腰痛を起こす人はそれより広く、手が二つも入るくらい空いています。

最悪の姿勢は、お腹が前に出て、お尻が後ろへ突き出して腰がくぼんだ格好、これを「前わんの増強」と言いますが、このような姿勢を続けると腰痛が起こりやすくなります。

ただ、姿勢を良くするためにはもう一つ注意しなければいけないことがあります。それは背筋をまっすぐにするだけではなく、骨盤の傾斜がポイントになります。

骨盤の傾斜は通常、上のAのように少し前方に傾いていますが、腰痛を起こす人はBのように骨盤の傾斜が強くなっていて、お腹が突き出ています。

これをCのように骨盤が水平に近いように

して、背筋をまっすぐにしなければいけません。

そうするためには、骨盤が後方に旋回するように日頃から注意したり、腹筋や臀部の筋力をつけるようにして、縮んでいる筋肉を伸ばすことが大切です。

②立って作業をするときの注意点

立って作業をするときには、片足を10cmから20cmの台の上に乗せて作業をすると腰椎の前わんが少なくなります。

台が無い場合は、足を前後に開くようにすると腰への負担が軽減します。左図を参考にして下さい。

③歩くときの注意点

歩くときに注意したいのが前かがみに歩いたり、反り返った姿勢で歩かないことです。背筋をピンと伸ばして歩くとどの筋肉にも無理がない自然な歩き方になります。また、一緒に手も自然に振るようにして歩きましょう。

靴は自分に適した大きさを選ぶようにします。歩いていて、足に痛みが出るようなものは避けて下さい。

靴のかかとは高過ぎると腰椎の前わんが増大しますので、かかとは3cm以下のものを選

立位における姿勢

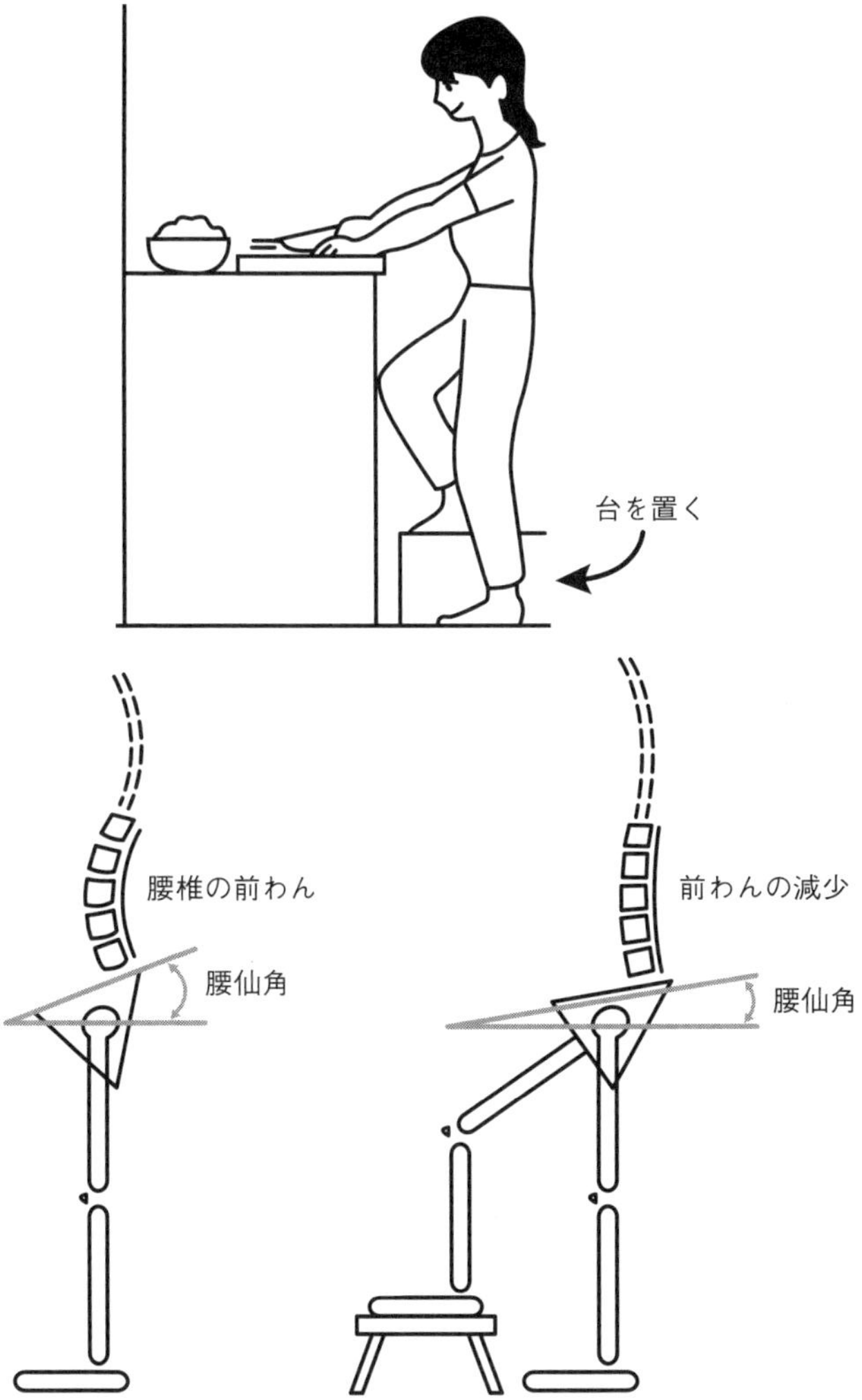

ぶようにします。

④イスや畳などに座るときの注意点

まず、イスに座るときの注意点です。できるだけ高いものは避け、背もたれのあるものを選んで深く腰掛けます。膝が90度ぐらいに曲がる高さに調節して下さい。

畳に座るときは、膝に痛みがない人は背筋を伸ばせる正座がお勧めです。あぐらをかくときには、座布団を二つ折りにしてお尻の下に敷くといいでしょう。

車の運転をするときは、シートを約110度に倒し、深く腰掛けて運転します。同じ姿勢を長く続けると負担がかかりますので、1時間以内にして、途中で休憩を挟むようにします。

⑤寝るときの注意点

敷布団やマットレスはやや硬めのものを選んで下さい。眠るときは膝の下に枕などを入れて膝を曲げて寝るといいでしょう。

横向きに寝るときは、膝と股関節を曲げてエビのように丸くなって寝ます。腹ばいは最悪の姿勢ですので止めましょう。

また、一日一回は左図のような姿勢をとって、20分程度の休憩をとるといいでしょう。

座位における姿勢

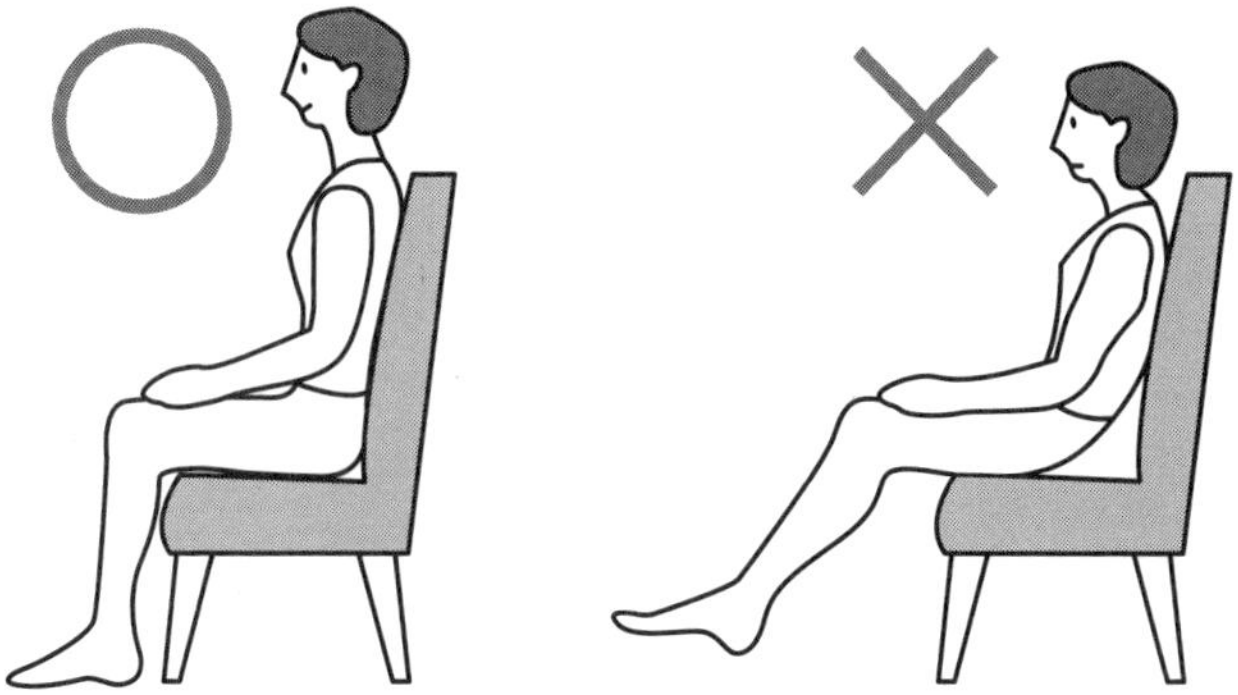

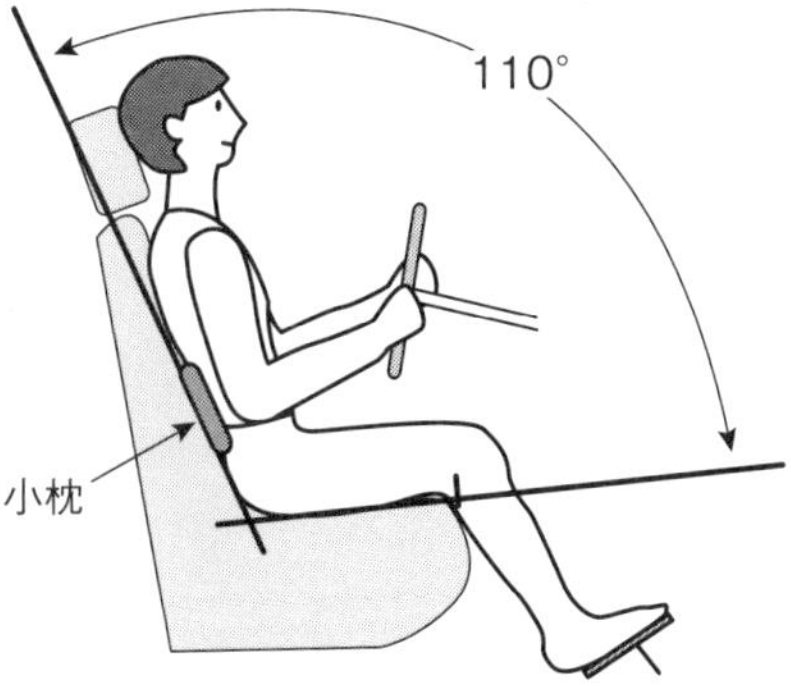

睡眠時における姿勢

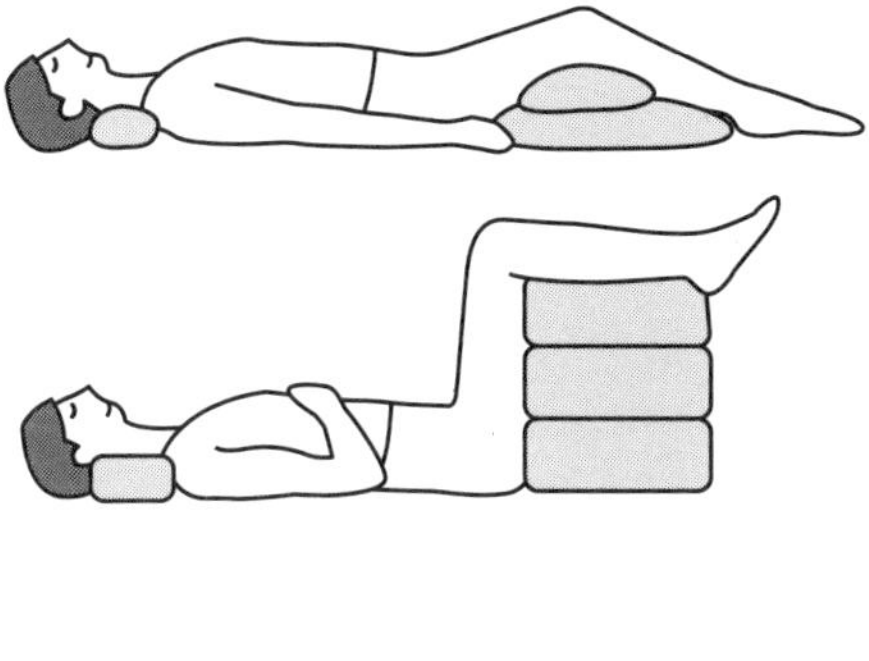

⑥物を持ち上げるときの注意点

これはギックリ腰を防ぐための方法です。上半身だけで物を持とうとすると骨盤が固定され、背筋がそり、前わんが強制された姿勢になるので危険です。

膝を伸ばしたまま荷物を持ち上げると、腰への負担が大きくなります。膝を曲げて、荷物を体へ引き寄せてから持ち上げることで、腰への負担を減らすことができます。

⑦下肢の筋力や体力をつけること

下肢の筋力や腹筋は腰椎の前わんと骨盤の前傾を減少させ、腹圧を高めるために重要です。体力（持久力）や筋肉の持久力が衰えると腹部にストレスが集中しますので、下肢の筋力や体力をつけるようにして下さい。

⑧自分に合った腰部の体操をする

今までお話してきた日常生活の注意点を守りながら、自分に合った腰部の体操を取り入れることも必要です。

医師から勧められた体操を行い、痛みの強いときは控えるようにします。

股関節の病気について

大腿骨と骨盤をつないでいる関節を股関節と言います。股関節の病気がひどくなると、屈曲（曲げる）、伸展（のばす）、外転・内転（股を開く・閉める）、外旋・内旋（足を外向きにする・内向きにする）運動によって痛くなります。

歩くと痛くなったり、靴下を履くのが困難になったり、階段の昇り降りが難しくなります。

それぞれの症状によって、レントゲン検査やＣＴ検査、ＭＲＩ検査、血液検査が必要になります。少しでも気になる症状があれば、整形外科の診察を受けて下さい。

股関節の病気の一般的なものをお知らせします。

①変形性股関節症

股関節痛がする、股関節の動きが悪くなり、歩くと痛くなったりします。

大半はレントゲンを撮ることで診断がつきます。

②特発性大腿骨頭壊死症

関節リウマチ、喘息などの病気に使用されるプレドニンなどのステロイド・ホルモンの服用、あるいは長年の飲酒（日本酒で2～3合を20年くらい）、またはある種の病気のときに発症します。

レントゲンやＭＲＩでわかります。

③特発性軟骨融解症

リウマチのときに見られる症状です。

④一過性大腿骨頭萎縮症

中年の男性や妊娠後期の女性の、股関節の限られたところに一過性の骨萎縮が生じます。ただし、自然回復が見込まれ、老人の骨粗鬆症のように全身性はありません。

発症する年齢は20歳～50歳ぐらいで、女性は20歳～30歳で妊娠後期に発症する例が多いです。男性では30歳以降の症例が多くなっています。

病気の原因はまだ確定していません。交感神経が関与している、静脈の圧迫による、骨の吸収の増加によるものなど、いろいろな説があります。

股関節痛は荷重がかかったときに増し、安静時には軽くなります。関節可動域の制限は軽度です。

股関節痛は数か月の経過で自然に治り、保存的治療だけで軽快することがほとんどです。

⑤関節リウマチ

手の指の関節、手首の関節から発症します。血液検査でわかります。

⑥痛風

まれに股関節に症状が現れます。女性ではあまりありません。

⑦関節鼠（かんせつねずみ）

小さな骨や軟骨の骨片が関節の中に遊離してそれが関節の中で動き回る症状です。レントゲンでその多くはわかりますが、ＭＲＩ、ＣＴ撮影が必要です。

⑧関節唇（かんせつしん）損傷

関節の袋の中にある家の軒のようになった軟骨が無理な姿勢をしたときに傷つきます。一度傷つくと長引き、手術が必要なこともあります。ＭＲＩ・関節鏡検査で診断がつきます。

⑨骨・軟骨骨折

関節内で起こる小さな骨折です。軟骨で覆われた小さな骨片が関節内に遊離した状態になります。ケガの経験がある人がかかります。

⑩結核性関節炎

最近ではあまりありませんが、40年前まではポピュラーな病気でした。関節痛があり、運動にも制限が出てきて、跛行から徐々に進行していきます。

肺結核にかかっており、レントゲンや血液検査で初期段階でもわかります。

股関節の痛みについて

他人にはなかなかわからないのが痛みです。それぞれに程度の差があり、それによって治療法も変わって来ます。

痛みがひどくなり、ある程度の年齢になってくれば、思い切って人工股関節にする選択肢もあります。

ただこの場合は、メリットとデメリットを良く考えてから手術をうける必要があります。

ここである患者さんの例を示して、お話をしてみたいと思います。治療法の目安がおわかりになると思います。

症例

Aさんは44歳。10年くらい前から股関節に痛みや違和感を覚えるようになったそうです。それが徐々に強くなり、就寝時にも疼くようになりました。

我慢できない痛みではありませんでしたが、辛いと思うようになりました。そこで5〜6年前に一度、整形外科で診てもらいました。

診断は「たいしたことはないので様子を見るように」とのことでした。ただ「臼蓋（きゅうがい）のかぶりがやや浅いようだが、軽いので心配することはない」と言われました。

臼蓋とは大腿骨頭（大腿骨の上端）を屋根のように覆う骨盤の骨です。先天性股関節脱臼（今では発育性股関節形成不全「DDH」といいます）では、臼蓋の形成不全が見られます。

その後、Aさんは症状を和らげるために運動やプール、体操を取り入れてやってきましたが、状態は改善せず、逆に悪化してきました。約2年前からは歩くと痛い、階段を登ると痛い、変な音がして激痛が走る、そのうち安静時でも疼くなり、特に夜間寝返りをすると疼くなるなどの症状が出てきました。

そのため、再度、整形外科を受診しましたが、やはり「心配ない。今の段階では治療の対象にはならない」と言われたそうです。

そこでAさんは自分でいろいろと調べて見ました。その結果、臼蓋形成不全に対してのRAO（骨盤骨切り術の一種・寛骨臼《かんこつきゅう》回転骨切り術）の可能性に興味を持ちました。いつまでも痛みに耐えるよりは積極的に治療をしたほうがいいのではと考えました。

現在の股関節のCE角は21度、Sharp角は45度で、軟骨の減りも変形もないということでした。（CE角・Sharp角はP46の図を参照のこと）

診断

Aさんの状態について、私なりの考え方をお話してみます。

- 日常生活で長く歩かない、重いものを持って歩かない、坂道や階段はゆっくり、体重を増やさない。このような努力をしてみて痛みはどうなるか。
- 鎮痛剤を使ってみる。
- それでも良くならない場合は、2週間ほど入院して、悪いほうの足を牽引してみる。

これらの努力をしても痛みが軽減しない場合は手術になります。では、どんな手術があるでしょうか。

・関節の破壊が軽ければ、患者さんが興味を持っていたＲＡＯがお勧め。
・中程度の壊れ方ならば、キアリーと呼ばれる手術か大腿骨骨切り術を。
・かなり進んでいる場合で、関節を温存できないときは人工関節を選択することになる。

ただし、人工関節は関節の一部を切除して、そこへ人工のものを入れるので、入れたものは長年経っても自分の骨にはなりません。

また、入ったものは異物として認識されますから、体に一種の拒否反応や人工関節の摩耗ということも起こります。そのため、再手術が必要になることもあります。その期間は平均10年から20年と言われていますが、私の経験では30年以上も調子の良い方もいらっしゃいます。

ここで紹介したAさんの場合ですと、まだ44歳とお若いですから、人工関節手術をするにはかなりの勇気がいります。

日常生活で痛みが我慢できないならば、将来の人工関節も考えたうえで、何らかの手術

CE角(Center-edge angle)

骨頭中心を通る垂線と骨頭中心と臼蓋外側縁を結んだ線とのなす角度

成人	20° 以下	臼蓋形成不全
	20°～25°	bordderline
	25° 以上	正常

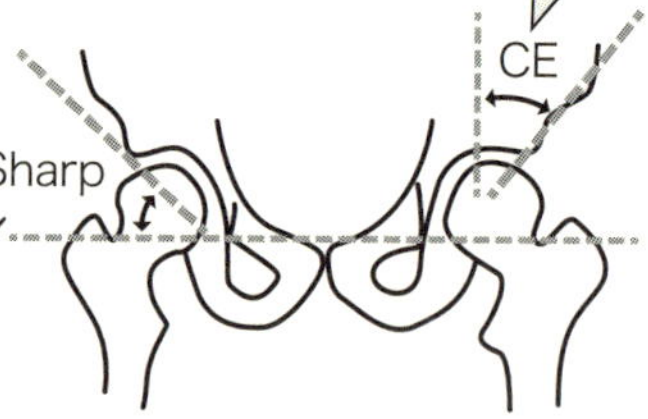

Sharp角(Acetabular angle)

涙痕下線と臼蓋側縁を結ぶ線と水平線(左右の涙痕下線を結ぶ線)とのなす角度

成人	男性	38°～42°
	女性	43°～45°

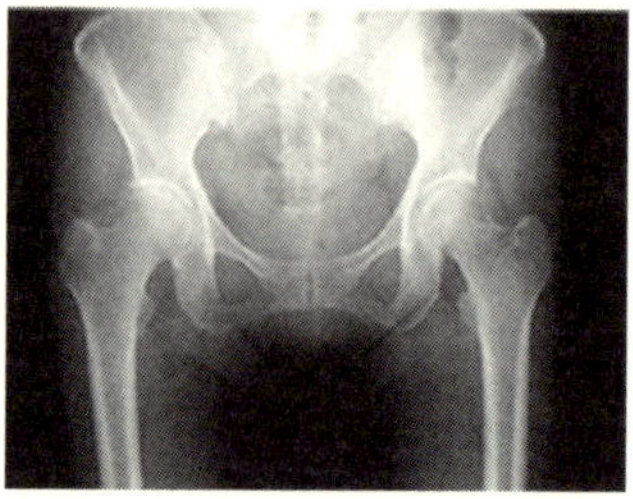

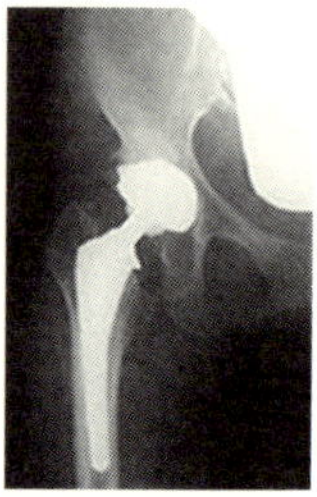

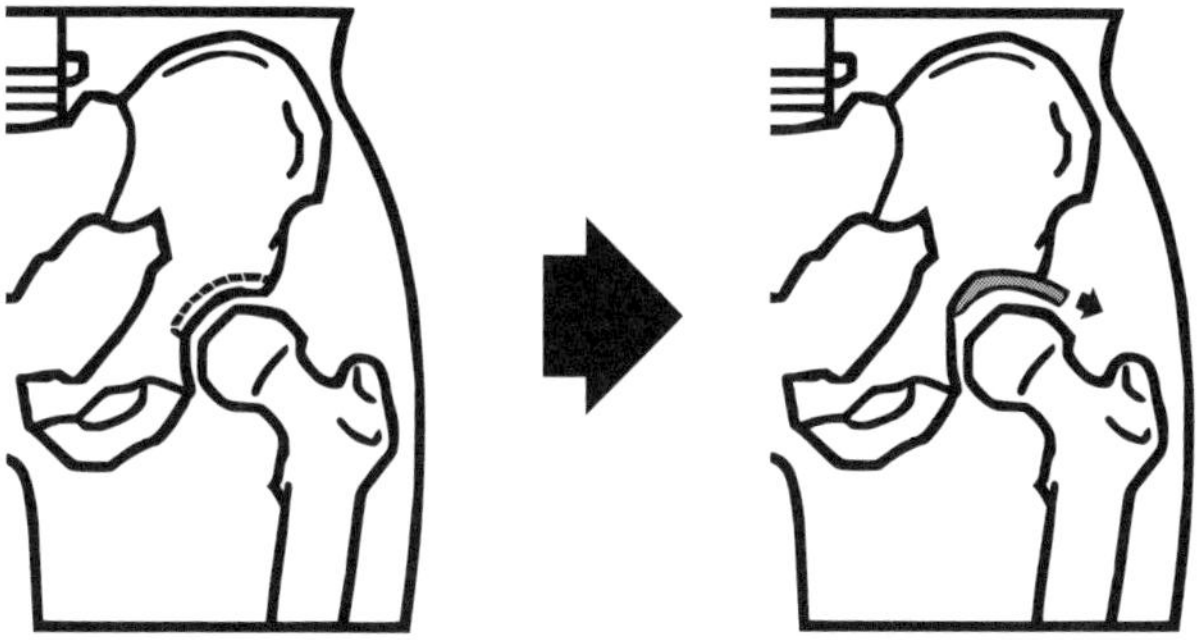

RAO

骨盤の臼蓋のまわりをドーム状に切り、寛骨臼を前外方に回転させて固定し、骨頭を覆うようにする手術です。

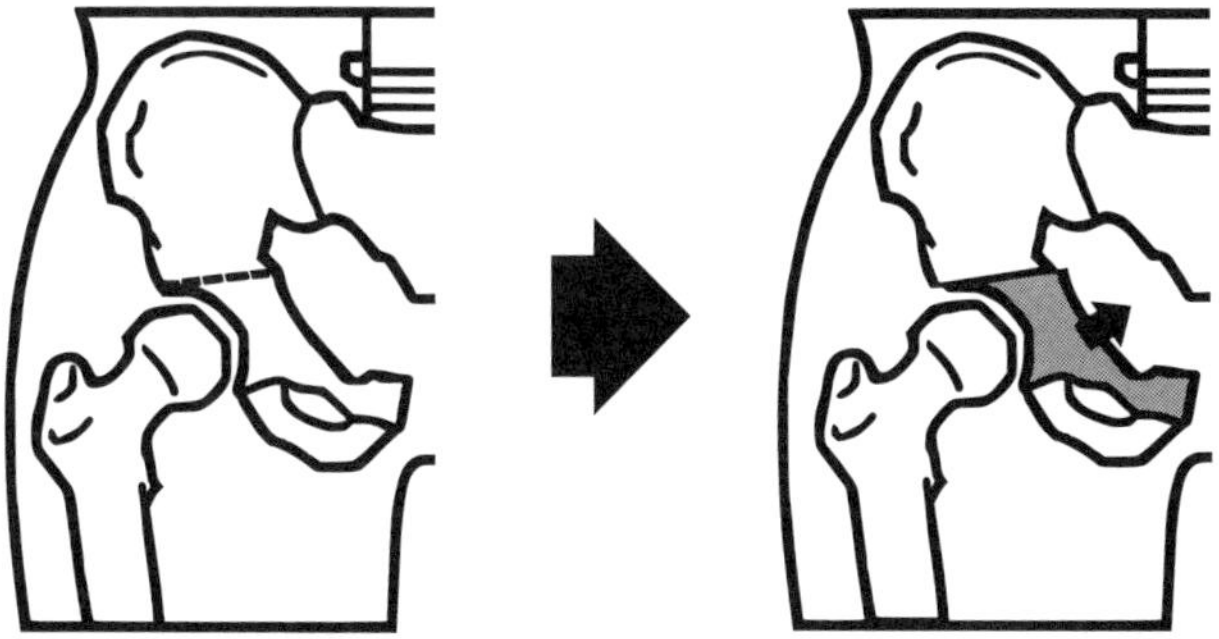

キアリ

股関節のすぐ上の骨盤を横に切り、骨盤をずらして固定し、骨頭を覆うようにして臼蓋を形作る手術です。

を選択するのも治療方法の一つだと思います。

担当医の意見をよく聞いて、自分の生活態度をどのようにしたいのか、またこれからやりたいことなども考慮してどの方法を選ぶかを決めてほしいと思います。

膝関節の治療法について

つぎは膝の痛みについてお話しします。膝の痛みも高齢になるとよくある症状です。これも患者さんの例をお話しながら解説していきましょう。

症例

専業主婦Bさんは65歳です。半年ぐらい前から右足の膝関節に水が溜まり、現在では立ったり座ったりが困難になるほど痛みが強くなりました。

医師からは治らないと言われました。膝や足首の運動や温熱療法をしていますが、全然、良くなりません。痛みはさらにひどくなっているそうです。

水の量も増えていて、何とか治療法はないかと思案しています。以前から水は溜まって

Kellgren-Lawrence分類

グレード0	正常(骨棘なし、関節裂隙の狭小化なし)
グレード1	微少な骨棘形成が疑われる 関節裂隙の狭小化なし
グレード2	軽度な変形性関節症 微少な骨棘形成あり 関節裂隙の狭小化あり (残存関節裂隙1/2以上)
グレード3	中等度な変形性関節症 骨棘形成あり 関節裂隙の狭小化あり (残存関節裂隙1/2以下)
グレード3	中等度な変形性関節症 骨棘形成あり 関節裂隙の狭小化あり (残存関節裂隙1/2以下)

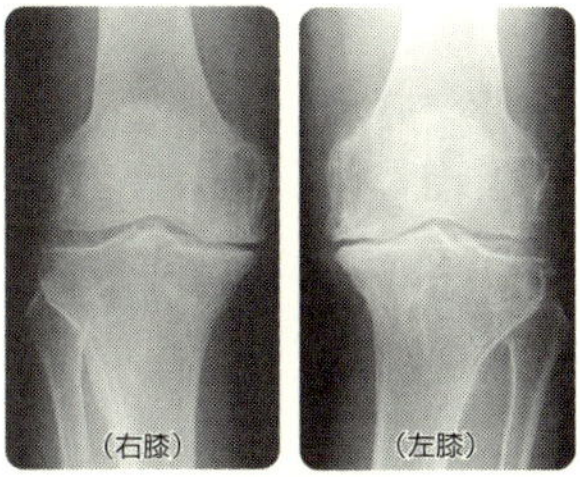

膝の内側が変形し、軟骨が傷んだ状態
(両変形性膝関節症)

いましたが、ここまで悪化したのは初めてです。

どこの病院に行っても、同じでしょうか。

診断

膝に水が溜まる例は日本人には多いです。その多くは女性です。とくにO脚(がに股)になっている人に見られます。

加齢が進むと膝関節内の老化のために軟骨などの弾力性が低下します。そのような状態のときにO脚で歩くと膝の内側ばかりに体重の負荷がかかり、膝関節の内側の軟骨が集中的に傷んできます。そのため痛みがひどくなります。

膝の水(関節液)は通常でも2~3mlはあ

ります。それが毎日、入れ替わっています。その水の量が、軟骨が痛むなどして異常に増えてきます。これを関節水腫と言います。

よく水を抜くとクセになるという人がいますが、それはありません。まだ治っていないために水が溜まっています。

そのままにしておくと、関節軟骨をさらに傷めると言われていますので、逆に抜いたほうがいいと思います。

それでは膝関節の病気の治療法を見ていきましょう。膝関節に物理的なストレスを加えないことが基本になります。

①体重を増やさない

体重が増えるとどうしても歩くときに膝へのストレスが大きくなります。一応の目安は「(身長cm－100)＝体重」です。それができましたら、つぎはその0・8ぐらいを目標にして下さい。

②日常生活で膝関節にストレスを加えない

重いものを持たない、凸凹道を急いで歩かない、坂道や階段は避ける、正座は控えるなどです。

無理をすれば痛みが出ますから、そのような行動はできるだけ避けるようにします。

③関節を鍛える

老化はある程度は仕方がありません。それは避けられない現象です。しかし、その老化をできるだけ防ぐことです。それにより、膝にストレスがかかってももちこたえられるようになります。

それには膝の回りの筋肉の弱体化を防ぐ努力が欠かせません。筋肉の弱体化を防ぐトレーニングを行いましょう。

方法1

家庭でできる運動です。これについては第4章で膝の筋力強化として紹介していますので、そちらを参考にして下さい。

方法2

足首のところに0・5~1kgの重り（何でも構いません）をつけて歩いてみます。あるいは毎日、一定の距離をゆっくりと歩きます。

注意点は歩いている途中や歩いた後、痛みがあるようならばやり過ぎですので、加減をして下さい。プールで泳いだり、歩くのはさらにいい方法です。

④膝を冷やさない

膝はできるだけ冷やさないようにして下さい。寒さが厳しくなる冬はもちろんですが、夏でも扇風機などに直接当てて冷やさないことです。

またお風呂に入ったとき、屈伸運動をするといいでしょう。伸ばしたり、曲げたりします。

よく勘違いをされるのが湿布薬です。貼ると冷やりとするので冷やすのが目的だと思う方もいらっしゃいますが、この解釈は間違っています。あくまでも布に塗ってある鎮痛薬が皮膚から患部に入って行くのが目的ですから、冷やしたり、温めたりするのが主な目的ではありません。

温湿布でも冷湿布でも効果は変わりませんから、自分に合うものを使って下さい。

⑤薬物療法

●鎮痛剤（痛み止め）

内服、注射（筋肉・静脈）、外用薬（湿布・塗布など）、座薬などの種類があります。

人によって合うものと合わないものがありますし、副作用もありますので、医師とよく相談して使用して下さい。

●関節腔内注射

直接、関節内に注射するものです。炎症を抑えるステロイド・ホルモンとヒアルロン酸製剤の二つの方法があります。

ステロイド・ホルモンは効果がありますが、続けて使うと関節軟骨を痛める恐れがあります。

またヒアルロン酸は症状を緩和させるのに有効で、健康保険でも週に一度、連続5回まで認められています。それでも良くならない場合は、2週間に一度の関節内注射が健康保険で認められています。

⑥手術

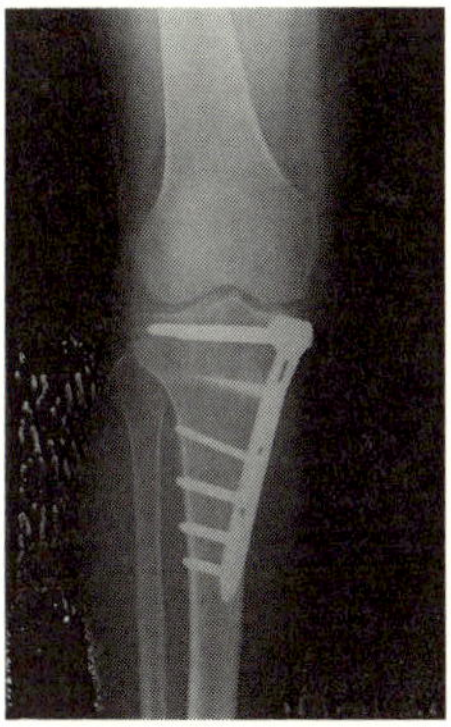

高位脛骨骨切り術（HTO）

■関節温存手術

●膝関節内洗浄、デブリッドマン（掃除）

関節鏡（内視鏡）で膝関節内をきれいにする手術です。悪いところを削って洗い流します。

●滑膜切除術

関節を構成している関節包の内側の滑膜を削ります。滑膜は関節炎や関節水腫の原因になっていますので、そこの悪い部分を削るものです。

関節鏡でこれも行います。

●半月板切除術

半月板が傷んだために関節の動きを邪魔している場合に削ります。膝が真っ直ぐに伸びないときは、半月板の一部が切れて移動していることがあります。これが関節の動きを邪魔していることがありますので、このような場合は悪いところを削って半月板の形を整える手術です。断裂が大きいときは傷が入っているところを縫合します。

これも関節鏡で行います。

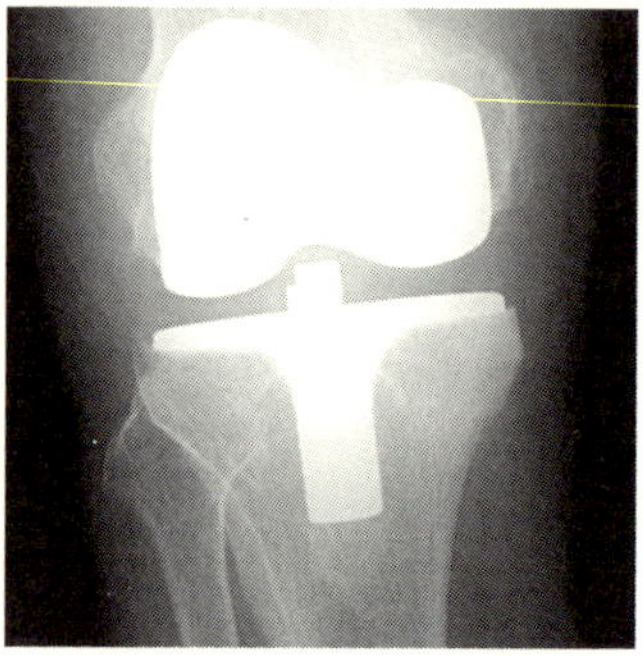

人工膝関節手術（TKA）

●高位脛骨骨切り術

O脚（がに股）で歩いていますと、体重が膝の内側ばかりにかかりますので、これを矯正するための手術です。O脚になっているのを逆にわずかにX脚に矯正する手術といってもいいです。

関節鏡で悪いところを削る手術を併用することもあり

ます。

■人工膝関節手術（ＴＫＡ）

関節の悪い部分を全部取ってしまい、それを人工のものに入れ替える手術です。

本来、膝関節の機能はつぎのようなものです。

★立ったり歩いたりできる（安定性）

★関節が良く動く（可動性）

★痛みがない（無痛性）

この三つが必要です。人工関節にすると、関節の曲がりの角度は90度（直角）少々くらいまでしか曲がりませんが、お話した関節の機能二つは問題なくできるようになります。最近では、90度以上曲がるようになりましたが、正座ができるまでにはなっていません。それでも痛みは取れますから、とてもいい治療方法とはいえます。

手術後の注意点は無理をしないことです。痛みはなくなっても、山登りをしたり、長い坂道を登ったり、長い階段を往復するのは避けたほうがいいでしょう。

さらに膝の手術のなかではいちばんの大手術ですから、合併症の危険もあります。それに先ほどもお話しましたが、人工膝関節の寿命（摩耗や緩み）が限られていますから、再度、何年か経って手術をしなければいけない場合も出てきます。

そのため、若い人にはお勧めできません。年齢的には60歳以上の方ならば考えてもいい治療法といえます。

下腿の骨折後の腫れ

患者さんからの質問でよくあるのが骨折後の腫れとそれに伴う痛みです。手術後、しばらく経っても痛みがとれないと不安になります。

ここでは二つの症例について解説していきます。

症例1

中学生の男子です。事故で右足下腿を骨折しました。ギプスを大腿骨から足の甲までしています。治療後、2週間以上経過していますが、今でもときどき痛みがあります。

どこかまだ悪いところがあるのか心配しています。

診断1

骨折した場合、中学生ぐらいだと年齢的に手術をするか、しないかの境目になります。骨癒合の難易さや社会復帰を考えて、ギプス固定をしていますから、このケースの場合、手術を選択しないで治ると判断されたのだと思います。

今ある痛みはギプスによるものといえます。その原因はつぎのようなことが考えられます。

- ギプスが緩くなって骨折部がその中で動いて痛い
- ギプスにあたるところができて痛い
- ギプスによって右足が締め付けられるようになり、下腿から足部にかけて血液の循環が悪くなって痛い
- 足を下に下げるため、血液の還りが悪くなって腫れ、足全体を押さえつけられたようになって痛い

もし、足の指の痛みや腫れ、しびれ、足の指の色が蒼白になっていたり、どす黒くなっている、足指の動きがおかしいなどの症状があれば、すぐに病院に行って下さい。

これらの症状を防ぐには、足を高くしておくこと。寝るときは2～3枚の座布団の上に

足を置くといいでしょう。
また、足でじゃんけんをするように足の指を曲げたり、伸ばしたり、ギプスを巻いた下腿に力を入れて宙に浮かせる練習をしたり、ギプスを巻いたまま、膝に力を入れて真っ直ぐに伸ばす練習もするようにしましょう。

症例2

30代の女性です。事故で中足骨（足の甲の骨）を開放性骨折しました。手術後、1ヶ月以上も経過しましたが、まだ足首が腫れて踵も痛いです。夜になると足全体が痛みます。病院に行って病状を話しても、腫れるのは仕方がない、痛くても歩きなさいと言われました。湿布と痛み止めをもらいましたが、リハビリもとくにやっていません。やはり痛くても歩いて治すしかないのでしょうか。

診断2

ケガによって足の甲（足背）に開放創ができていたのですね。
心臓の力で足の指の先まで行った血液（動脈血）は、主に足背の静脈を通って心臓へ帰っていきます。

そのとき、足背に傷があったり、ギプスを巻いているときに足首や足の指を動かさないでいると静脈やリンパ液の戻りが悪くなって腫れて痛くなります。この腫れを廃用性による浮腫と言っています。

この静脈やリンパ液の還流を良くするためには、つぎのようにすることが必要です。
・関節を動かすこと（筋肉を使う）
・皮膚に刺激を与えて血管にも刺激を与える。（局所を温める）
これらのことをするためには、足首や足の指に力を入れて動かします。

とくにお風呂に入ったときや風呂上がりに、前にお話しした様に、足の指でジャンケンの「パー」と「グー」をします。足首や足の指を伸ばしたり、曲げたりして、力を入れるのです。

また血管に刺激を与えるには、お風呂に入ったとき湯で温めたり、水道水をかけて冷やしたりします。温める→水で冷やす→温める。これを繰り返します。

歩くときに痛いのはケガのせいもありますが、ギプスを巻いたためもあると思います。

これも先ほどと同じように、お風呂に入ったとき、痛いところをよくさすったり、足指や足首をよく動かして、徐々に慣らしていって下さい。

手術をしてまだ1ヶ月ということです。歩行時に足を蹴る動作で、骨折部にストレスがかかります。もう2〜3週間は歩き回らない方がいいでしょう。

大腿骨頭壊死と一過性骨頭萎縮について

今度も病院に行ったけれども、よくわからないので教えてほしいという方からの質問に答えてみたいと思います。

それは大腿骨頭壊死と一過性骨頭萎縮の違いについてでした。片方は症状が改善しますが、もう片方は進行するものです。その違いを知っておきましょう。

症例

患者さんはやはり痛みに耐えきれず、いろいろな病院を訪れていました。なかなか診断がつかなかったのかもしれません。

その結果、最後に大学病院を紹介してもらい、そこで股関節の専門医に診てもらうことができました。

ＭＲＩ等の検査をしていただき、診断結果を聞きました。その答えはレントゲンを定期的に撮って様子をみるしかないとのことでした。

今まで入院もしたことがなく、大きな病院にもかかったことがなかったので、そのとき

	大腿骨頭壊死	一過性骨頭萎縮
原　　因	不明の場合もあるが、多くはアルコールあるいは薬物（ステロイド、ホルモン）あるいはある種の疾患 潜水に従事する人	明かな誘因なく痛みと跛行
発生頻度 年　齢	男：女＝2～3：1 青・壮年期に発生 両側性　約50％	妊娠後期の女性 中年男子
発　　症	足を踏み外したような軽微な外傷で痛みを覚えるようなことがあるが、このときはすでに発症している	原因なく痛みと跛行
X線像	超早期以外は診断可能 （骨頭の陥没、関節裂隙の開大） 8～10％で上腕骨頭などにも	骨萎縮像 数ヵ月でもとにもどる
ＭＲＩ	発症後2～3ヵ月もすると明かな 壊死部に特異的な所見がある	骨頭から頚部にかけてびまん性の低信号
予後	進行する	数ヶ月で症状改善
手術	手術を必要とすることが多い	手術は必要ない

は頭が真っ白になり、先生に質問もできなかったため、現在、悩んでいます。

次回の診察が2か月後なので、それまでどうしたらいいかわからず、もう少し詳しいことを知りたくてこちらに質問してきました。

今は左のお尻の後ろが座っているとビリビリします。湿布を貼らないと痛くて仕方がありません。30分ほど歩くと足に痛みが出ます。また歩き方もおかしくなり、夜も痛いです。2日ほど休めば痛みは軽くなります。

大腿骨頭壊死症と一過性大腿骨頭萎縮症の違いを教えていただければと思います。

診断

二つの病気の違いを表にしましたのでご覧下さい。

初期の診断は難しいことがあります。

担当医の指示に従いましょう。

腱鞘炎《けんしょうえん》について

つぎは40歳の男性からのお問い合わせでした。これも整形外科の病気ではよくある腱鞘炎のことでした。

質問を参考にして、この病気を解説していきましょう。

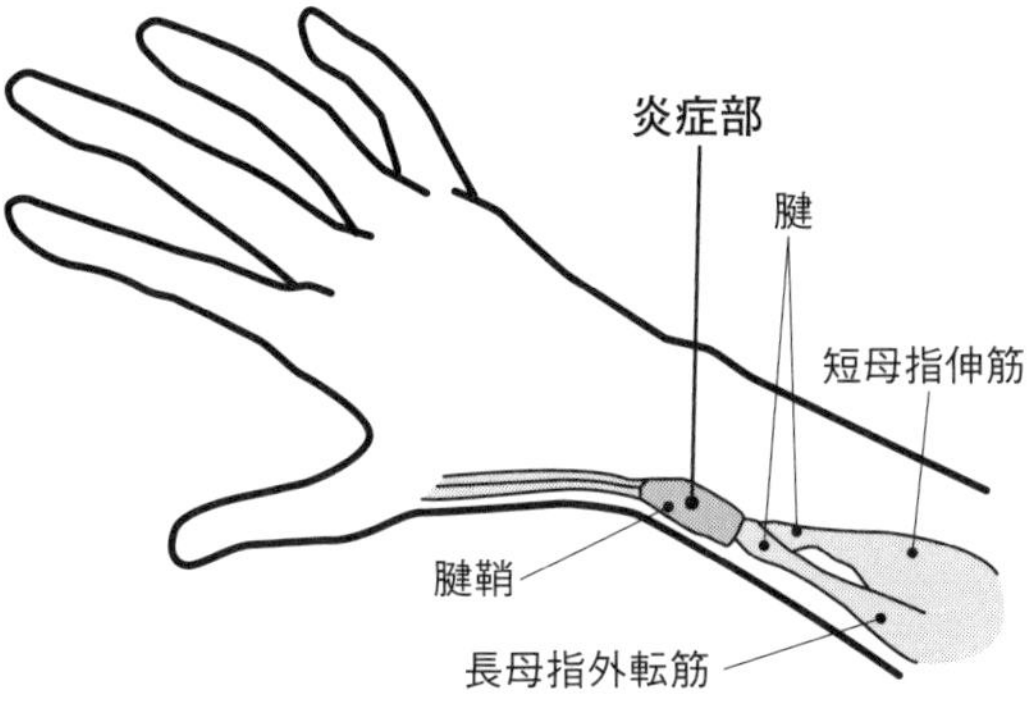

症例

3ヶ月ほど前に、朝、起きると左手首がとても痛く、近くの病院に行きました。診断の結果、腱鞘炎と言われ、注射を打ってもらったところ、痛みは取れましたが、今度は右手が痛くなりました。

そこで、同じように注射を打ってもらうと一時は痛みが取れましたが、その後、しばらくすると両方に痛みが起こりました。そのまま、我慢して3ヶ月ほど生活しています。

使い過ぎなので休ませるように言われましたが、私自身はそのようなつもりはありません。

仕事が忙しいのですが、やはり専門病院へ行ったほうがいいでしょうか。

診断

手を酷使する仕事やスポーツなどで腱鞘炎はよく起こります。

その多くは手首の親指側の付け根の下の骨の突出部「橈骨《とうこつ》茎状《けいじょう》突起《とっき》」で起こります。

腱（スジ）が腱鞘（トンネル）の中をたびたび通るために、使い過ぎによって腫れ、ときには小さな出血（炎症症状）が起こって痛みが出ます。

治療法としては、つぎのような方法があります。

1　手をできるだけ使わないようにする

仕事を工夫したり、ひねる動作や重いものを持ったりしない、同じ動作を繰り返さないようにします。

2 手首をあまり動かさないようにする

無理な動作は痛くない方の手で行う。

包帯などで固定します。

3 消炎鎮痛剤の入った湿布を貼る、塗り薬をぬる

4 電気をかける、温める（ときには冷やす）

5 注射をする、薬を飲む

6 手術をする

以上のような治療法があります。

手を酷使した直後は、冷却シートなどで約15分間局所を冷やし、その後、温める、さするのがいいと思います。

痛みが何回も起き、痛いところに注射を2～3回しても改善しなければ手術をしたほうがいいでしょう。

ばね指（弾発指）について

私どものサイトに「整形外科の病気Q＆A」というコーナーがあります。この本の第4章でそこに載っているいろいろな質問と回答を紹介しますが、つぎのような質問がありました。

それはばね指についてのお尋ねでした。指を使い過ぎると起こる病気です。質問をされた方の症例を参考に、ばね指について解説します。

症例

ここ4か月間くらい、左手の中指が曲がりにくくなりました。一度、指を曲げて物を持ったら指が戻らなくなり、右手で左手の中指を戻さないといけなくなります。痛みがあるので湿布薬を貼っています。熱も少しあるようです。

人間ドックを受けたときは、リウマチ反応は＋くらいで

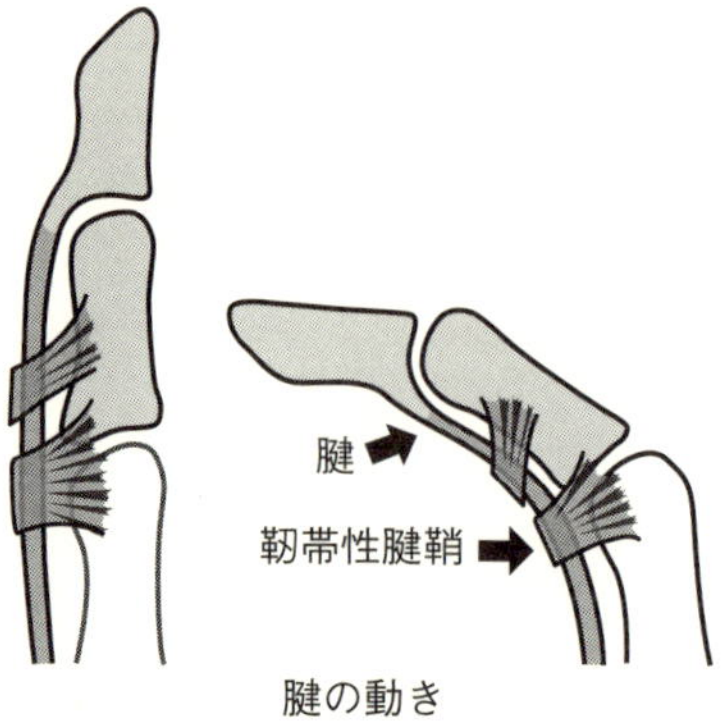

腱の動き

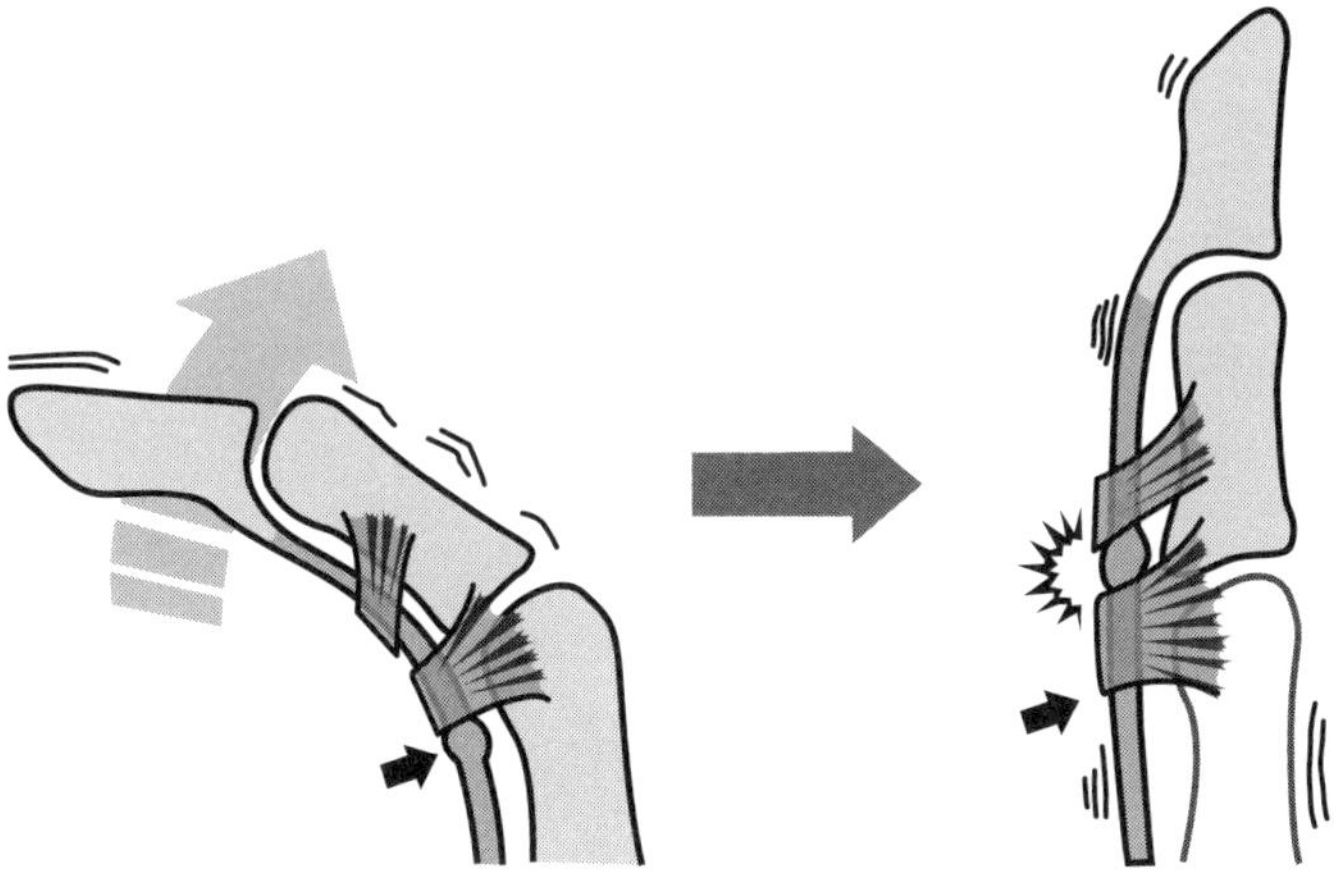

腱にコブができるばね指

した。近所の医者に検査をしてもらったら、血液検査では何も出ないと言われました。

アドバイスをお願いします。

診断

左中指が痛く、一度、指を曲げると伸びなくなるのはばね指（弾発指）というものです。下の図のように、指を曲げる腱（スジ）は動くときに横にずれないようにトンネルの中（腱鞘―刀の鞘のような役目）を行ったり来たりしています。

これが指を使い過ぎるとトンネルの中で浮腫（腫れ）ができて、炎症

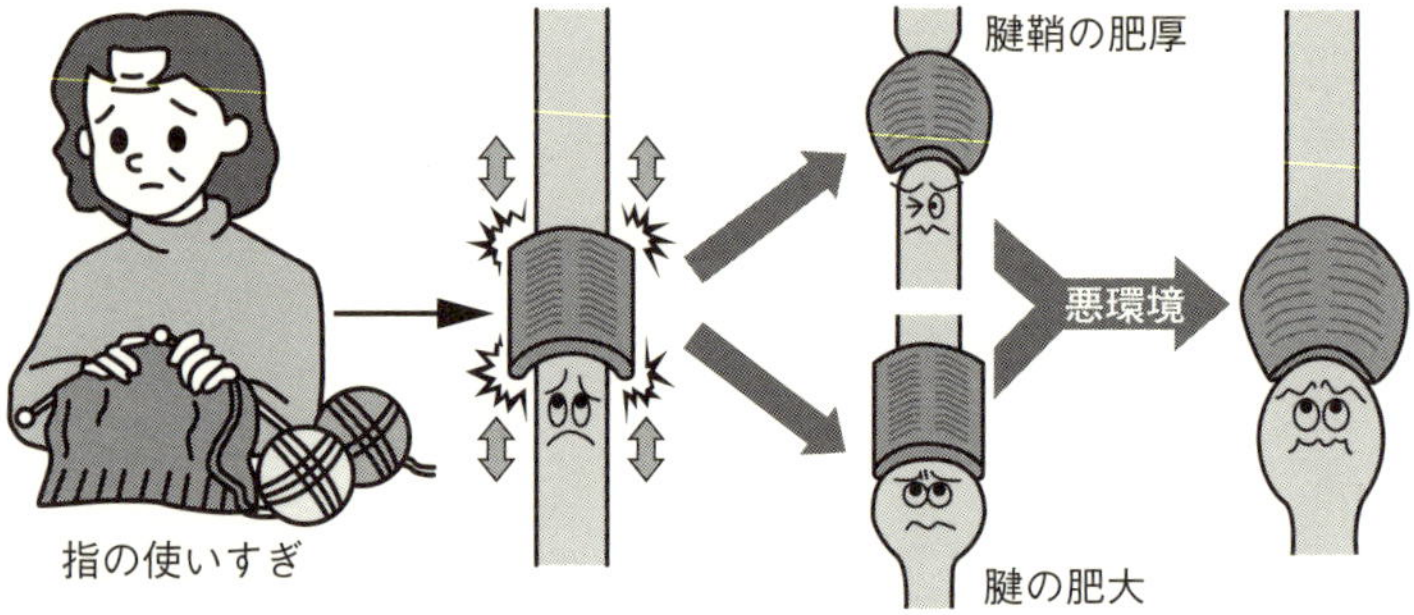

指の使いすぎ
指の使いすぎにより悪化する

を起こします。これが腱鞘炎です。

それを繰り返していると腱鞘が腫れたり、腱が大きくなったりして、腱がトンネルの手前で動きが止まることがあります。その多くは腱にコブができて、これがトンネルの中に入るのを邪魔します。これがばね指です。

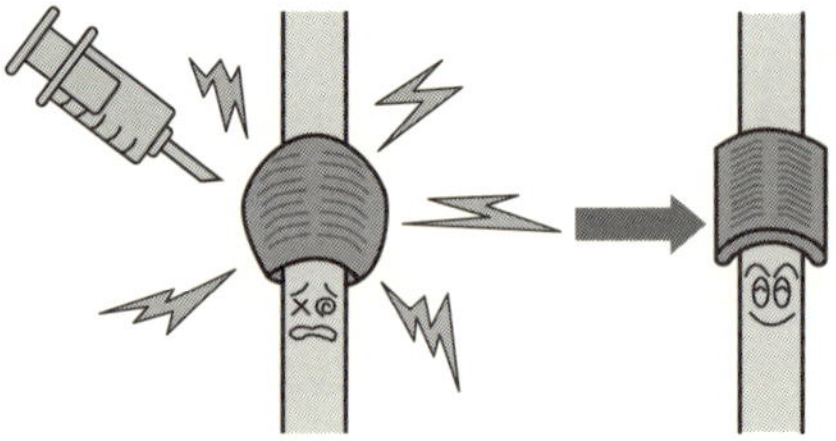
炎症を注射で鎮静させる

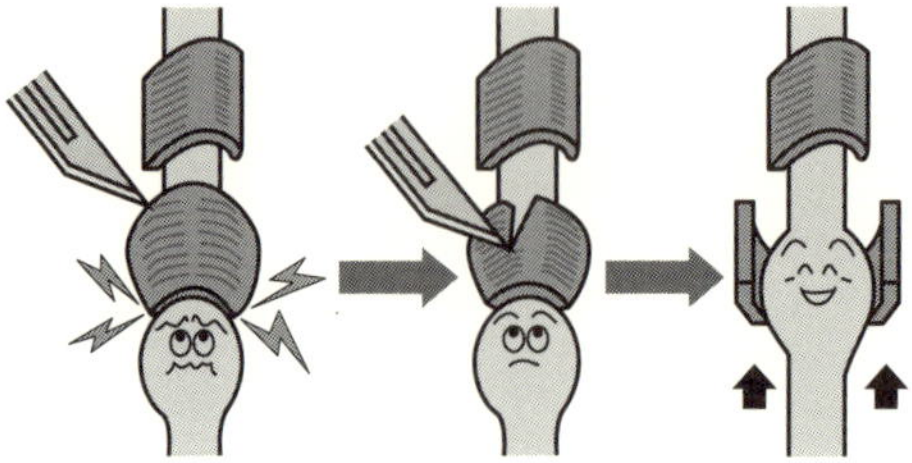
腱が通る腱鞘の一部を切り開く

そして、それを無理やり伸ばそうとすると痛みが出てきて、突然、バネが弾けたようになって指が伸びます。これが弾発現象と言われるものです。

また腱が無理に行き来をしますので、こすれて炎症を起こし、ここでも腱鞘炎を起こして痛みがさらに増すことになります。

治療法は温めたり、その上の皮膚をこすったり、痛み止めの塗り薬をぬったり、血の巡りを良くする貼り薬をはったりして炎症を抑えます。

急激に痛くなったときは冷やすのも効果があります。

それでも良くならないときは、腫れたところに炎症を鎮静させる注射をします。この注射はとても効果的です。

しかし、それでも痛みが収まらないときは手術をします。左の図の様に1㎝ほど切って、腱が通るトンネル（腱鞘）の一部を切り開きます。

15分ぐらいで終わります。

どの治療法を選択するかは、整形外科を受診して、医師とよく相談して決めて下さい。

スポーツ障害――野球肩

野球をやっているピッチャーなどは、使い過ぎにより、肩痛を起こすことがあります。これを野球肩と言います。

投球などの動作を繰り返すことで肩に痛みが現れ、次第に安静時にも痛みが起こるようになります。

肩を回転することが困難になったり、引っかかった感じや雑音を聞くこともあります。検査は画像検査が主で、X線、CT、MRIなどの撮影を行い、骨や腱、関節唇などを調べて診断します。

野球肩は重症になるとなかなか治りませんので、軽症のうちに正しい治療で治すことが重要です。

重症になると、治るまでに3か月以上かかり、なかには手術をしても痛みが収まらなかったり、以前のようにはボールが投げられなくなることもあります。

軽症であれば、1ヶ月程度の投球禁止と治療で痛みが取れ、元のように投げられるようになります。

また大人とは違い、子どもがなる野球肩（リトルリーグ肩）というものもあります。これは中学生以下の少年がなるもので、過度の投球動作を繰り返すことで上腕骨近位の骨端《こったん》線《せん》が離開（すなわち骨折）してしまうものです。

種　類

●関節唇損傷

関節唇はボールを投げる瞬間に負担がかかる場所です。そこが損傷します。

●腱板損傷

肩関節に疲れがたまっている状態で投げ続けていると起こります。深層部の筋肉が（腱板）部分断裂します。

その他、腱板疎部損傷《けんばんそぶそんしょう》、肩峰下滑液包炎《けんぽうかかつえきほうえん》などがあります。

痛みの種類

- 投げる瞬間に痛みがある

・練習や試合後に痛くなる
・最初は痛いけど、徐々に痛みが無くなってくる
・ボールをリリースした直後が痛い
・腕を上げただけで痛い
・着替えのときも痛い

このような痛みがある場合は、専門医に診てもらって下さい。どこかに炎症を起こしているか、病変が隠れている可能性があります。

とくに最後の2項目、腕を上げるだけで傷む、着替えのときにも痛むときは、かなり進行している症状です。

すぐに診察を受ける必要があります。

治療法

症状の程度によって違いますが、悪化している場合は絶対に投球をしてはいけません。軽い場合は様子を見ながら軽い投球ならばＯＫです。

ただ、この場合も全力投球は禁止です。軽いキャッチボール程度のものと考えて下さい。

痛みが無くなったら、少しずつ投球の力加減を強くしていきます。決して無理をしてはいけません。このリハビリ期間を正しく実行しないと再発する危険が増えてしまいます。

病院では問診やレントゲン・CT・MRI・超音波などの画像検査と手で行う検査で診断を行います。その結果をもとに治療方法を決めて進めていきます。

保存療法で治るケースが95%くらい、残りの5%が手術をしないといけないケースです。保存療法はマッサージやストレッチ、筋力トレーニングなどで、肩の筋力を強化したり、機能の回復、可動域の改善などを行います。

通常の整形外科でも対応はしてくれますが、できればスポーツ障害の専門医の診察を受ける方がいいでしょう。スポーツ専門医であれば、より細かく指示をしてくれますし、投げ方のチェックをしてくれるところもあります。投げ方による体への負担をチェックすることは、とても大切なことです。

また、リハビリ期間中の練習スケジュールの相談にも乗ってくれます。

私の病院でもスポーツ外来で行っています。

スポーツ障害――サッカー膝

運動やスポーツをしていて、ケガが発生する場所の統計を見ると、いちばん多いのが足の関節や膝のケガです。それも重傷になりやすい傾向があります。

スポーツをするときの基本的な動作である、走る、止まる、方向転換をする、跳ぶ、着地するなどに加えて、ひねるなどの動きが試合などでは通常よりも大きな負荷がかかります。

そのため、膝に継続的に負担が蓄積して、骨や筋肉、靭帯などを負傷し、痛みを発生しやすくなります。

大きく分けて、膝の痛みを引き起こすケガには2種類あります。

①膝の使い過ぎによるもの（スポーツ障害）

②突発的なものによるもの（外傷）

それぞれどのようなものがあるか、その種類と予防法について解説していきましょう。

膝の使い過ぎによって主に起こるもの

●腸脛靭帯炎《ちょうけいじんたいえん》

膝の外側にある靭帯─腸脛靭帯に炎症が起こるものです。陸上競技の長距離選手に多く見られるので、ランナー膝・ランナーニーのひとつとも呼ばれます。O脚の人によくみられます。

底の硬い靴で走ったり、下り坂を走ることで発症します。

走っているときや走り終わったとき、患部を押さえたときなどに膝の外側が痛みます。

●膝蓋腱炎《しつがいけんえん》

膝の皿（膝蓋骨）と脛《すね》の骨をつなぐ膝蓋腱が炎症を起こしたものです。重症になると腱が切れる膝蓋腱断裂が起こります。

ジャンプ競技をする選手に多いので、ジャンパー膝と呼ばれます。

膝蓋骨（膝の皿）の上側や下側が痛んで腫れと痛みが起こります。

●オスグッド・シュラッテル病

膝の下の骨が変形したり、膨らんだりして痛みが出る病気です。10歳から15歳ぐらいの成長期の子どもに起こりやすいです。

膝を曲げたときに膝の下に痛みが出たり、正座をしてときも膝が痛みます。膝の皿の下の出っ張っている部分の膨らみが大きくなります。成長が終わると痛みは消えます。

●鵞足炎《がそくえん》

膝の関節裂隙から約5㎝下の内側の腱様筋に炎症が起こって痛みます。走ったり座ったり、膝を曲げたり、伸ばしたりするときや運動時に痛みが起こります。

●離断性骨軟骨炎《りだんせいこつなんこつえん》

関節面の軟骨が壊死して骨の一部とともに剥がれるものです。急に膝の動きが悪くなり、曲げたり、伸ばしたりできなくなります。まったく動かなくなることもあります。

また激しい痛みを伴うこともあり、何かが挟まっている感じがすることもあります。

突発的に起こるもの

●半月板損傷《はんげつばんそんしょう》

膝の関節でクッションの役目をしている軟骨の組織である半月板が、大きな負荷がかかったときに断裂したり、欠けたりするものです。

その多くは膝を無理にひねったり、伸ばしたときに起こります。
膝が何かに引っかかったような状態になって痛みを感じたり、膝の曲げ伸ばしができない状態、力が入らない状態になります。

●靭帯損傷《じんたいそんしょう》

靭帯の一部が切れたり、ちぎれたりするものです。軽度のものから、重度になると完全に切れた状態の靭帯断裂になります。

膝を強く打ったときや激しく捻挫したときになり、激しい痛みを伴います。ときには「ブチッ」という音がすることもあります。

歩くときに膝がグラグラしたり、突然、膝がガクンと落ち込んだりします。

突発性のものにはそれ以外にも、骨折・打撲・捻挫・脱臼などがあります。

サッカー膝のようなスポーツ障害はある程度、スポーツを行ううえで避けがたい面はありますが、それでも日頃から身体のケアや正しい練習方法を取り入れて行えば、かなりの部分で予防することができます。

ぜひとも実行してほしいことをいくつかお知らせしますので、練習するときや日頃の心がけとして守ってほしいと思います。

★練習前と練習後のウオーミングアップ、クールダウンを念入りにすること

これは今では当たり前になっていますが、きちんとしっかりやってほしいと思います。ウオーミングアップは筋肉や関節を柔らかくしてケガを防ぐ意味がありますし、クールダウンは疲労物質を貯めないようにする意味があります。

★正しいフォームを身につける

間違ったフォームはケガの元です。正しいフォームを覚えて実行しましょう。

★適度な休息を取る

ときどき休息を取ることで筋肉が回復します。

★筋力を強化する

筋力の強化はケガを防ぎます。

★充分な栄養とバランスのいい食事を

強い身体は充分な栄養とバランスが大事です。

★自分に適した道具を選ぶ（シューズ）

ピッタリと合ったシューズは身体への負担を減らしてくれます。

★成長期はハードな練習は避ける

無理なフィジカルトレーニングはケガの原因になります。〝根性〟という言葉は、スポーツでは禁句としましょう。

レントゲン撮影について

整形外科の診断にレントゲン撮影は欠かせませんが、患者さんからの質問に撮影の仕方について疑問を持っていましたので、それについてご紹介したいと思います。

質問

レントゲン撮影は主に仰臥位・伏臥位などの寝た姿勢で撮りますが、立って撮ることはないのでしょうか。

立っているときに痛みがあるので、寝た姿勢でレントゲンを撮られ、画像に異常がないと言われても釈然としない思いがするのですが……。

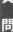

回答

関節を診断するときには、一定の角度――基本肢位（関節の可動域を計測表示するときにする姿勢）という位置で診断します。この位置が真っ直ぐ立った、あるいは真っ直ぐ寝た位置です。

そのため、不要な力が入らないように寝た位置でレントゲンを撮ります。

また、腰や股・膝関節などは、通常、寝ていても立っていても（荷重しても免荷しても）関節の位置は変わりません。

ただし、曲げるとその角度によっていろいろと変わります。

もし、診断に必要であれば、基本肢位だけでなく、関節を曲げたり、伸ばしたり、または立った姿勢でも撮影することもあり、あえて痛みを生ずる角度で撮影することもあります。

従って、まずは基本肢位で撮影するのは正しい方法といえます。

例えば、一本の棒をイメージして下さい。前と横から眺めるだけでなく、斜めから見ると形が違ったり、その棒の傷が見えたりします。

そのような理由から、骨のレントゲンは多方面から撮影することが多く、このような撮影の方法が重要になってきます。

第3章

手術はどのように行われるか

診断から治療・手術までの主な流れ

この章では私たちの病院で行われている手術についてお話したいと思います。診断の後、通院で済む場合はそれに沿った形で治療を行いますが、それでは治らない場合は入院して手術することもあります。

それでは最初に、当院での診断から治療・手術までの主な流れを説明します。（どこの病院でもほぼ同じ流れです。）

①外来担当医（整形外科専門医）から入院加療の必要性についての説明があります。

⬇

②入院当日、外来で撮影したＭＲＩやレントゲン等の確認を行い、その患者さんの資料を揃え、翌日の合同カンファレンス（医師―全員・理学療法士―全員・作業療法士・看護部長・放射線技師・手術担当看護師などで行われる症例検討会）で治療方針の検討を行います。

⬇

合同カンファレンス

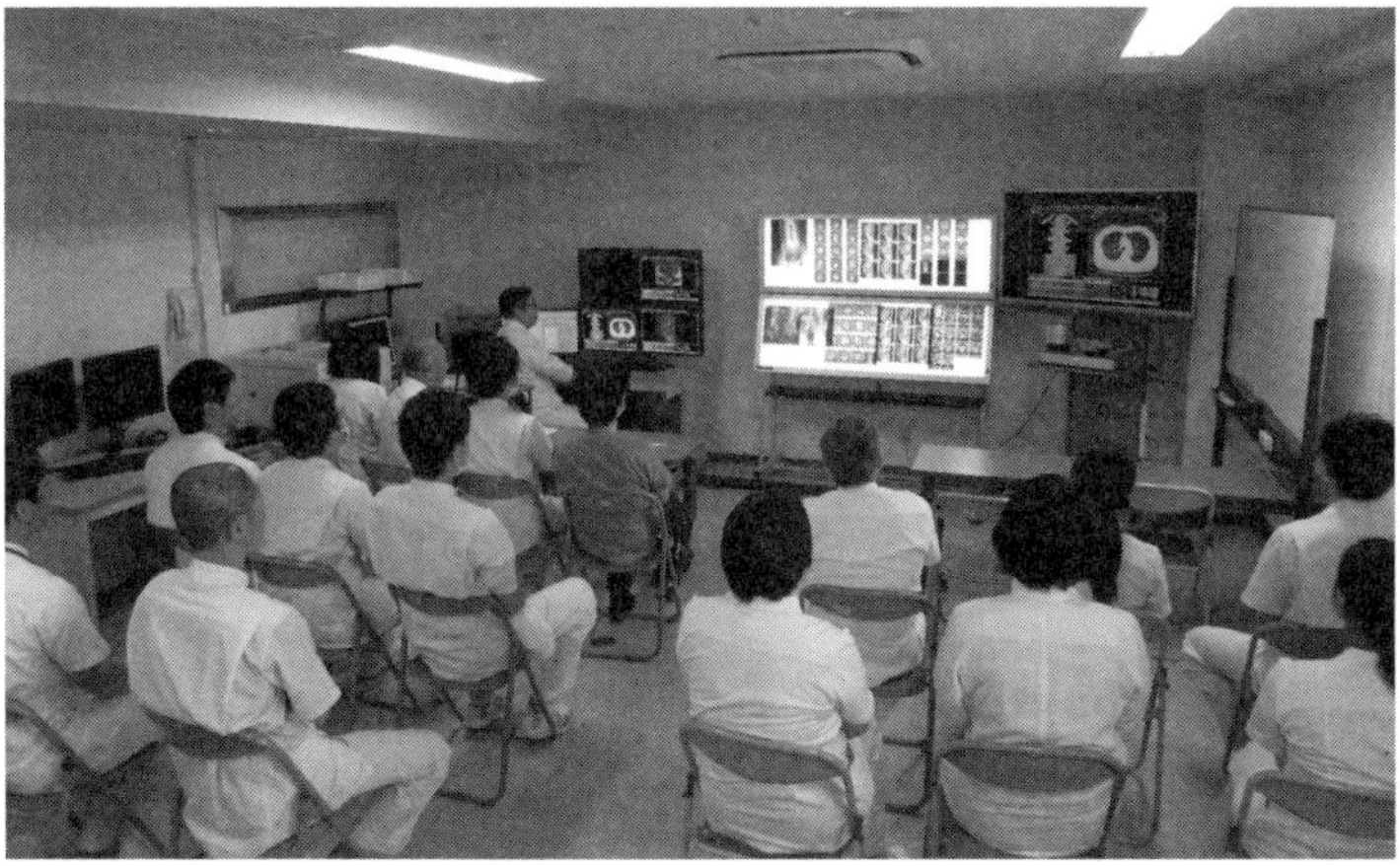

③カンファレンスの結果を踏まえ、さらに必要と思われる検査を行います。

その結果を基に、主治医や専門医が診断を行い、手術療法・保存療法（リハビリや安静）・薬物療法などについて、患者さんやご家族に説明を行って治療法を選んでいただきます。

⬅

④手術が決まった場合は、手術当日、再度、合同カンファレンスで手術の適否や手術法、術後の方針などについて充分な検討がなされたうえで手術が行われます。

⬅

⑤手術の前に、手術室担当看護師の術前訪問、麻酔医による診断、麻酔法などの説明を行います。

⑥手術後、術直後の状態につい院長以下医師全員で術後回診をして、術後のチェックを行います。

⬅

⑦翌朝、合同カンファレンスで手術結果の報告と今後の治療方針（リハビリなど）について、再度検討し、患者さんやご家族へ説明を行っていきます。

⬅

当院での平成27年の手術件数は１２６４件です。どのような手術が多いのか、その内訳を紹介しておきます。

■骨と関節（骨折・関節手術・骨切り術・抜釘・その他）　５７１件
■靭帯　24件　■脊椎　３４１件
■腫瘍　30件　■関節鏡　１１０件
■神経　51件　■腱　１２１件
■皮膚　10件　■その他　６件

関節手術①——人工股関節置換術

人工股関節は、股関節疾患の治療では最後の手段になります。ある一定の年齢に達し、それまでにいろいろな治療法を行ってきた方で、それでも痛みがひどく、日常生活が困難なおかつレントゲン上でも関節の破壊がひどい。関節をこのまま残して治療（関節温存手術）をしても効果が無いと判断された場合にだけ、この方法をお勧めします。

人工股関節は人工物ですので、何年経っても自分の骨や関節になることはありません。入れ歯が何年経っても入れ歯のままであるのと同じです。

そして、人工物ですから、年月とともに古くなって老朽化していきます。

さらに、人間の体の中で機能していますから、生体からの拒否反応（本来の自分のものではないものは体の外に出そうとする生体反応）が起こります。とくに人工股関節と自分の骨との間でこの反応が顕著に起こります。

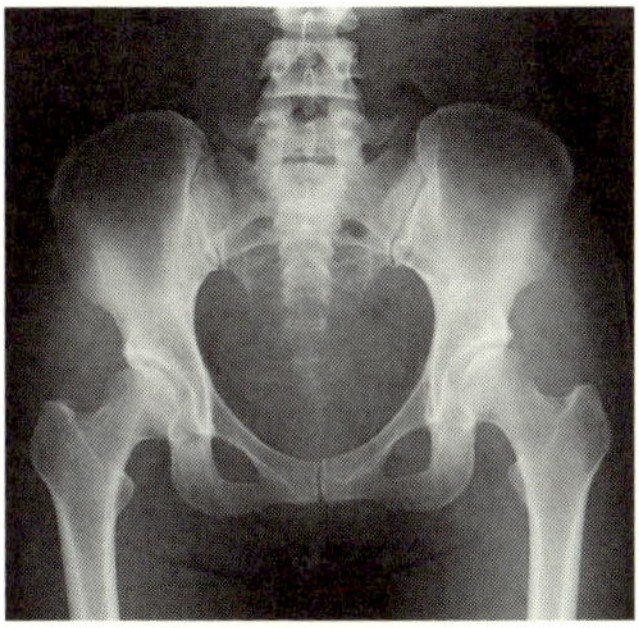
正常な股関節

その結果、人工股関節と接触する自分の骨が融けてくるようになります。これが人工股関節の〈ゆるみ〉になってきます。そのため、人工股関節はある程度の期間が過ぎると再び取り替える必要が出てくることもあります。

人工股関節が若い人にお勧めできないのはこのような理由によります。

種類

人工股関節の難しいところは、自分の骨と人工股関節のつき具合（これを人工股関節の固定と言います）です。それによって、二つの手術方法に分類されます。

①骨セメント型人工股関節

この方法は人工股関節と骨とを骨セメントでくっつけるものです。手術をしてすぐに足をついて歩けます。

ただ、骨セメントから出る化学物質のために、長い間に骨に良くない影響を与えることがわかってきています

そのため、当院では現在、ほぼ75歳以上で骨粗鬆症の強い方にのみ、骨セメントを使う

人工股関節を選んでいます。

この手術方法の長所は、何と言っても手術後、すぐに思いきって足をついて歩けることです。

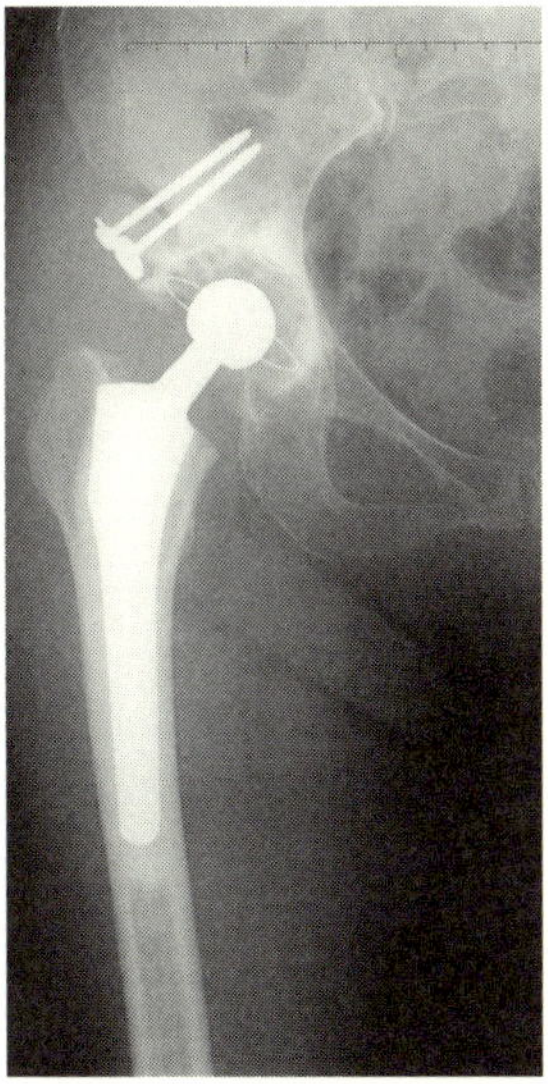

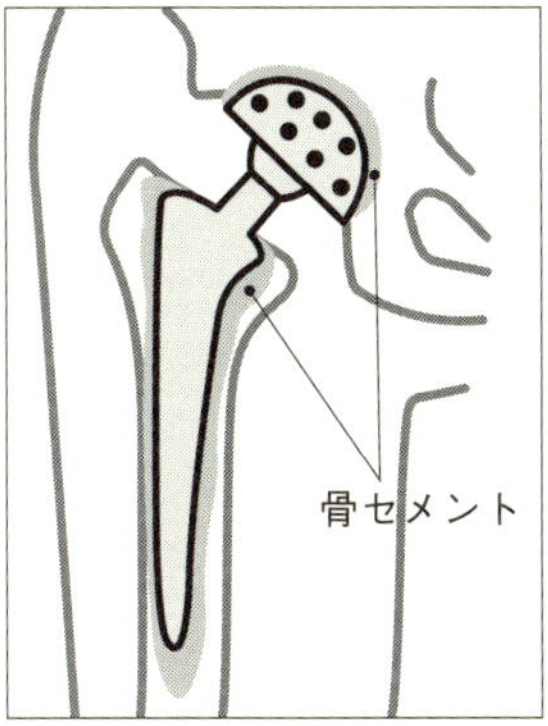

②ノンセメント型人工関節

この方法は骨セメントを使わないものです。

その代わり、人工股関節の表面に新しい骨が入りやすいように凹凸をつけたり、セラミックをつけたりします。手術後、人工股関節と自分の骨がくっついた状態になることを期待する方法です。

手術後、自分の骨と人工股関節が馴染むまでの短期間の間は思いきって足をつけて歩いてはいけないこともあります。

当院では大部分の方にこの方法をお勧めしています。

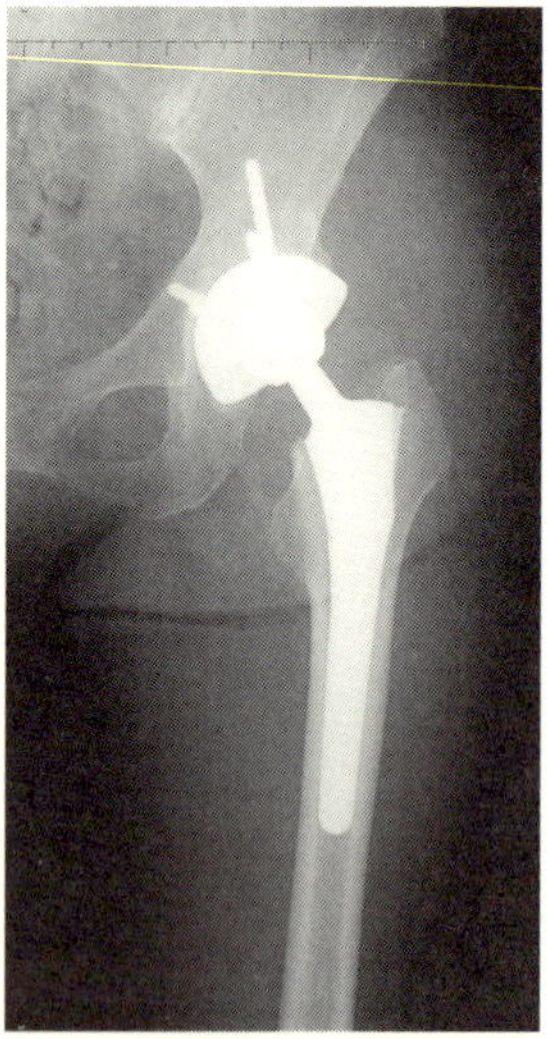

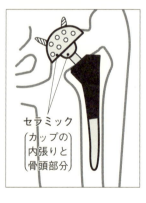

切開部位

股関節の横の部分を切るか、お尻のところを切るか、二つのやり方があります。

横の部分を切る場合は、背臥位（上向き）で行い、お尻を切る場合は、側臥位（手術をする側を上に向けて横向き）で手術をします。

人工股関節を長く持たせるには、理屈に合った正しい方向に人工股関節を入れることが大切なので、横向きで手術をすると方向感覚が狂うことがあり、それを補正するために手術機械もたくさん必要になります。

そのため、当院では手術は背臥位（上向き）で行っています。手術の痕（縫合した傷痕）は股関節の横側になります。

リハビリテーション

原則は手術した翌日からベッドの上で座っていただき、元気になったならばトイレになるべく早く行けるようにします。

骨セメントを使った場合は、3日頃から車椅子で動いたり、松葉杖で足をついて歩いたり、リハビリをします。

骨セメントを使わない場合は、すぐにベッドの上で起きたり、手術した側の足を軽くついて車椅子や松葉杖で歩くことはできます。数日のうちに手術した側の足をついて歩けます。

また、骨の出来具合の悪い方や骨粗鬆症の強い方、筋力の弱い方は歩くのが遅れたり、足を長くのばした場合には、しばらくの間、足を引っ張っておくこともあります。

長所

・無痛性

痛みから解放されます。

・支持性

足を踏みしめて歩くことができます。

・可動性

関節の動きがある程度、良くなります。

この三つの長所によって、日常生活はまったく楽になります。

短所

・感染症

いちばん恐いのが感染症（手術したところが化膿する）になることです。

・ゆるみ

これは先ほどお話した通りです。

関節手術②——人工膝関節置換術

人工膝関節の手術は、痛くない膝を獲得するために行われる手術です。この手術を行えば、長期に渡ってそれが実現できます。

ただ、この手術も人工股関節手術と同じように、他に治療法が無くなったときに行われます。

膝関節の治療法にはつぎのようなものがあります。

- 薬物療法（消炎鎮痛剤、ヒアルロン酸製剤などの関節内注入）
- 装具療法（楔状足底板、サポーター、支柱付装具など）
- リハビリテーション（筋力訓練、歩行訓練、日常生活指導など）

以上は保存的療法です。つぎに手術療法があります。

- 関節鏡視下手術
- 高位脛骨骨切り術
- 人工関節置換術

これらが手術を行って治す方法です。

変形が高度になり、だいたい70歳以上の年齢になって、痛みがひどくて日常生活に大きな支障が出ている場合で、保存的療法では効果が無くなったときに人工膝関節置換術をお勧めしています。

効　果

いちばんの効果は除痛効果です。膝の痛みから解放され、痛みなく歩くことができるようになります。また、手術後の膝関節の可動域（膝の動く範囲）は、正座はできませんが一般的に90度以上で、１００～１３０度は曲がります。そして痛みなく歩けます。

その結果、日常生活に必要な膝関節機能の回復を得ることができます。

手術方法

膝関節の前面に切開を入れ、大腿骨・脛骨・膝蓋骨を人工膝関節の形に合わせて骨切りを行います。そこに金属やポリエチレンなどで関節面の置換を行います。

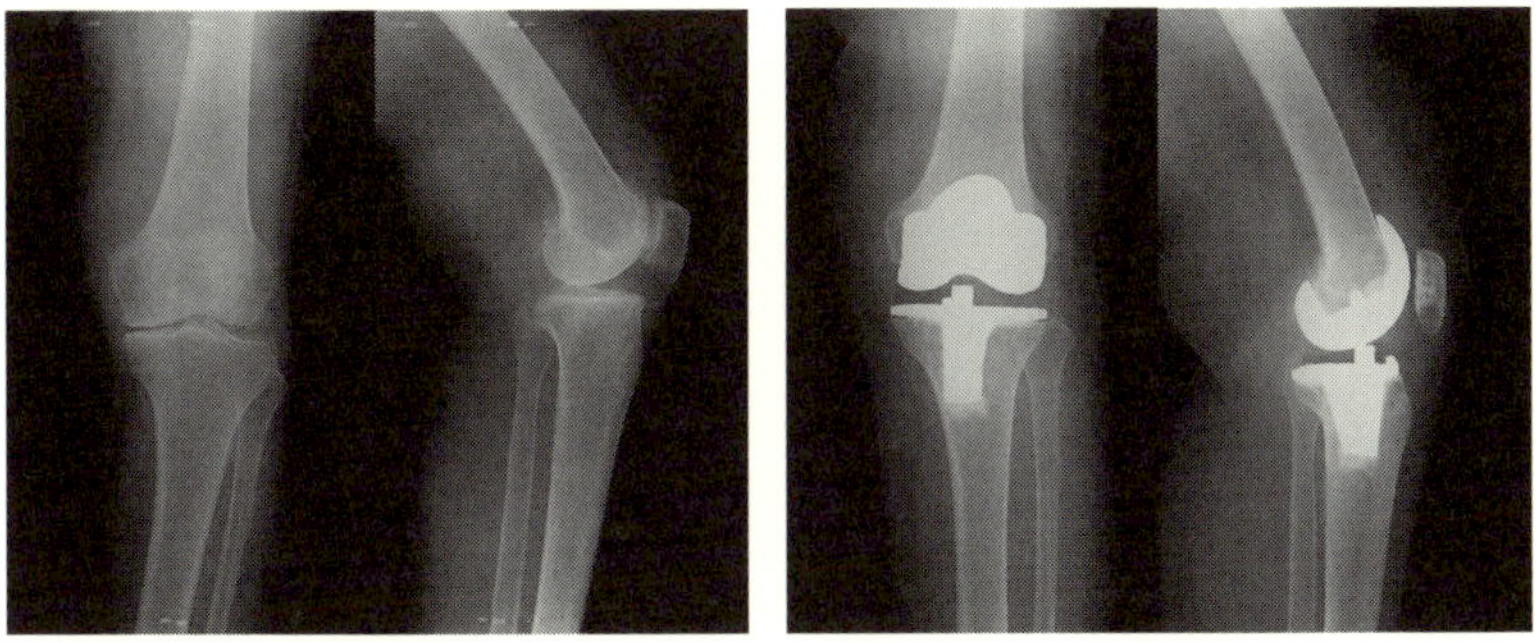

術前　　術後

リハビリテーション

手術の翌日からベッドの上に座り、2日目からは車椅子で移動できるようになります。

歩行器や松葉杖を使いながら歩行訓練を始め、約2〜3週間で退院できます。

手術成績

除痛効果はとても安定しています。また10年後も多くの方が日常生活を問題なく過ごされています。今までの経験で、人工股関節よりも長持ちするようです。

手術後の注意点

人工膝関節は人工物です。それを長期間、使うためには、手術後の定期的な検査が欠かせません。

手術後の機能訓練・日常生活動作などについては、医師の指示を守って下さい。
また、異常を感じたときには、すぐに医師の診察を受ける必要があります。

問題点（合併症）

細菌感染、人工膝関節のゆるみ、人工膝関節の破損などがあります。

このようなことが起きたならば、すぐに治療を受けなければいけません。ときには、人工膝関節の抜去や再度の人工膝関節置換術が必要になることもあります。

また、使用した人工の材料（金属やポリエチレンなど）による生体への影響が出る場合もあります。

異常を感じたら、すぐに担当医に相談することが大切です。

その他にも、二つの手術について、解説しておきます。

■高位脛骨骨切り術

変形性膝関節症の方で、人工膝関節をするほどまでは進行していない関節の場合に行う手術です。がに股（O脚）を治す手術で、半年後には水は溜まらなくなります。

■膝半月板手術、靭帯修復術

膝を捻挫して半月板が傷んだとき、内視鏡で悪い部分を削ったり（半月板部分切除法）、千切れたところを縫合します。入院は数日で済みます。

また、ジャンプをして着地に失敗したときなどに前十字靭帯が切れた（アイスケートの高橋選手と同じ怪我）とき、内視鏡で手術をします。入院は1ヶ月ほどで、半年後にはまた運動ができるようになります。

関節手術③——肩関節鏡視下手術

肩の痛みや腕を上に上げられないなどの状態になった場合、その原因を診察やレントゲンや超音波エコー、ＭＲＩなどの画像で調べます。

原因がわかれば、最初に内服薬や注射、リハビリなど保存的治療を行います。それでも症状が改善しない場合や比較的若い年齢での肩関節腱板断裂は手術を行います。

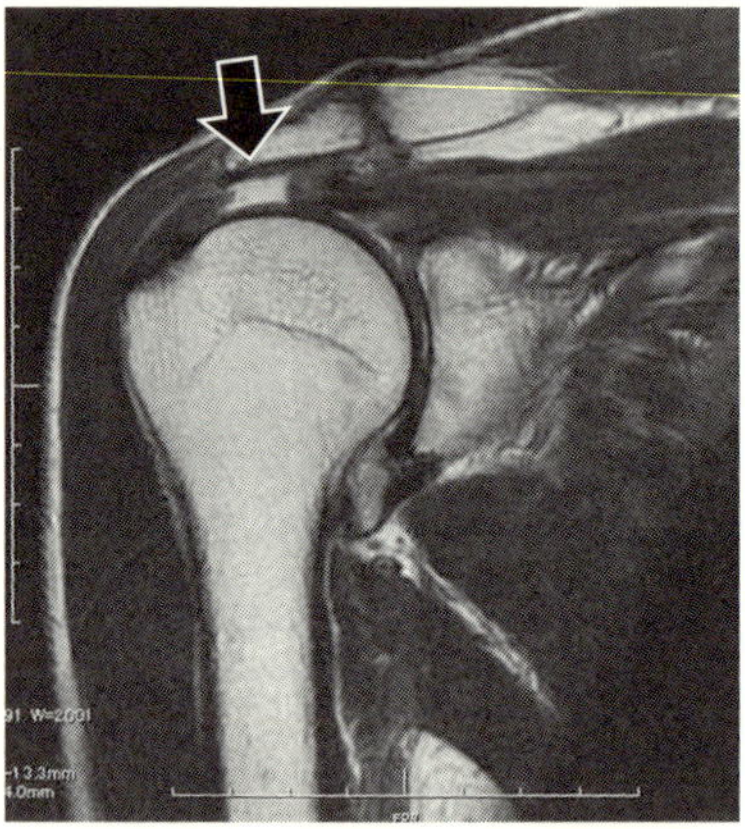

従来は、大きく切開して手術をしていましたが、今では関節鏡を使うことで身体への負担を最小限にして、確実に機能の再建ができるようになりました。また、手術後の痛みも少なく、肩が動きにくくなる拘縮（関節の動きが制限された状態）など、手術後の後遺症も減らすことができます。

それではつぎに手術について、説明していきます。

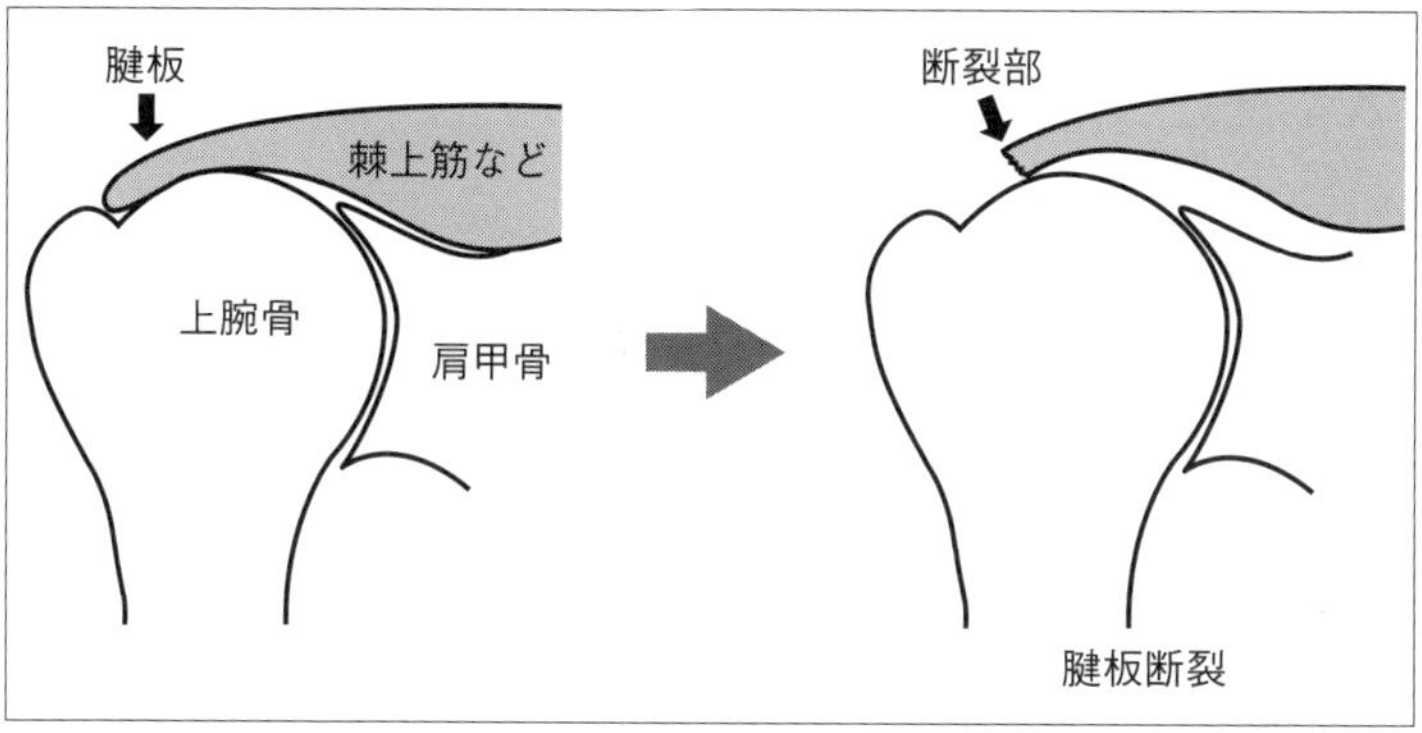

腱板断裂

肩関節には肩甲骨と上腕骨をつないでいる2種類の筋肉があります。外側の筋肉（三角筋）と内側の筋肉（肩甲下筋、棘上筋、棘下筋、小円筋）があり、内側の筋肉が上腕骨についている部分を腱板といいます。

この腱板が切れてしまうと、肩の痛みや運動機能障害が起こります。

若い人の断裂の場合や、注射やリハビリなどを行っても炎症や痛みが続く場合、あるいは力が入らない、手が上がらないなどの場合は手術になります。

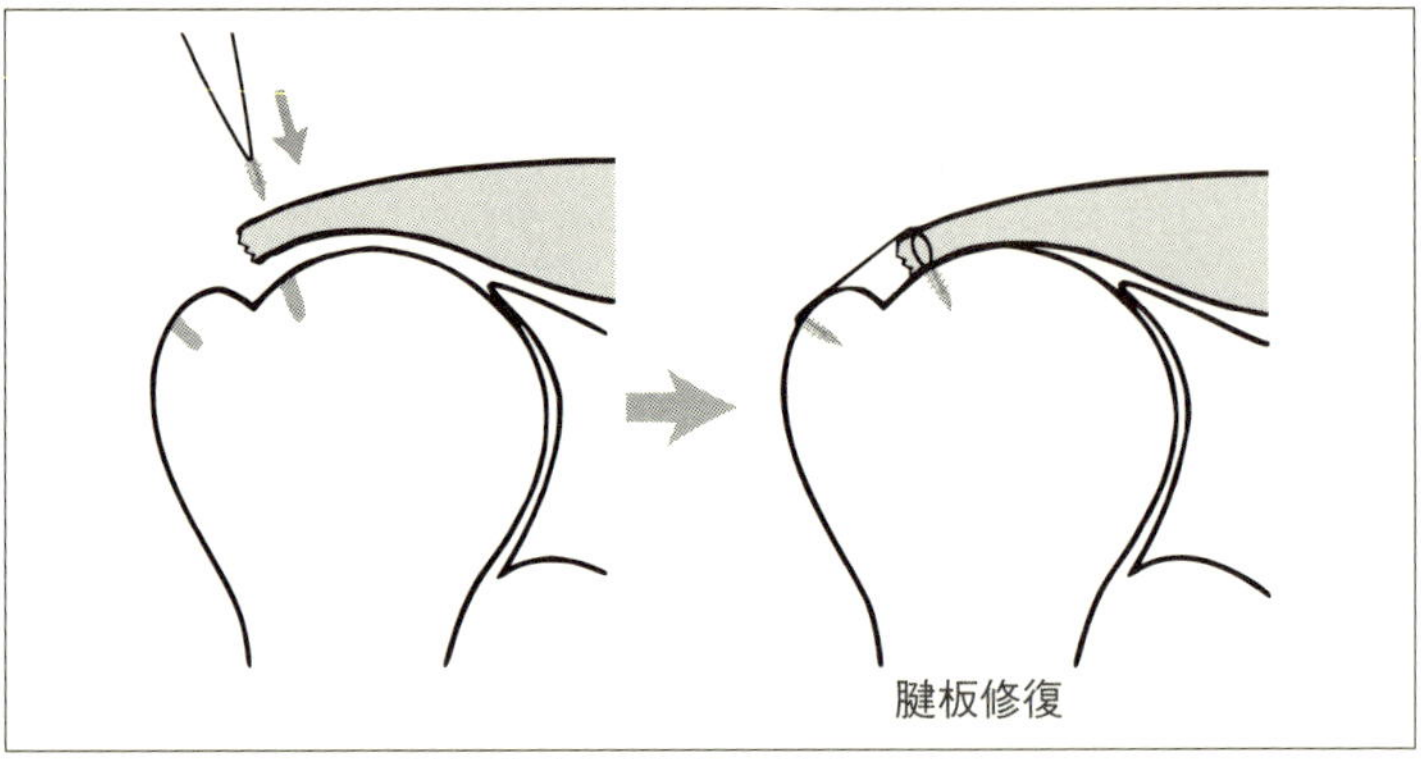

腱板断端を上腕骨に縫合して固定

手術は4～6ヶ所、1㎝程度を切開して、そこからアンカーという糸のついた小さなネジを大結節という元の腱板が付いていた上腕骨に挿し込みます。この糸を腱板に通し、腱板断端を上腕骨に縫合して固定する方法です。

ただ、断裂が大きくて元の位置まで届かない場合は、自分の筋膜（大腿筋肉の一部）や人工の布を足らないところへ補充することもあります。この治療法では手術後、3～6週間は肩関節外転装具というものを使います。

手術後、3ヶ月ほどで日常生活が不自由なくできるようになり、軽作業も可能になります。手術後、6ヶ月で重労働も可能になりますが、元のように動くには1年程かかります。

この間、可能な範囲でリハビリ通院が必要です。

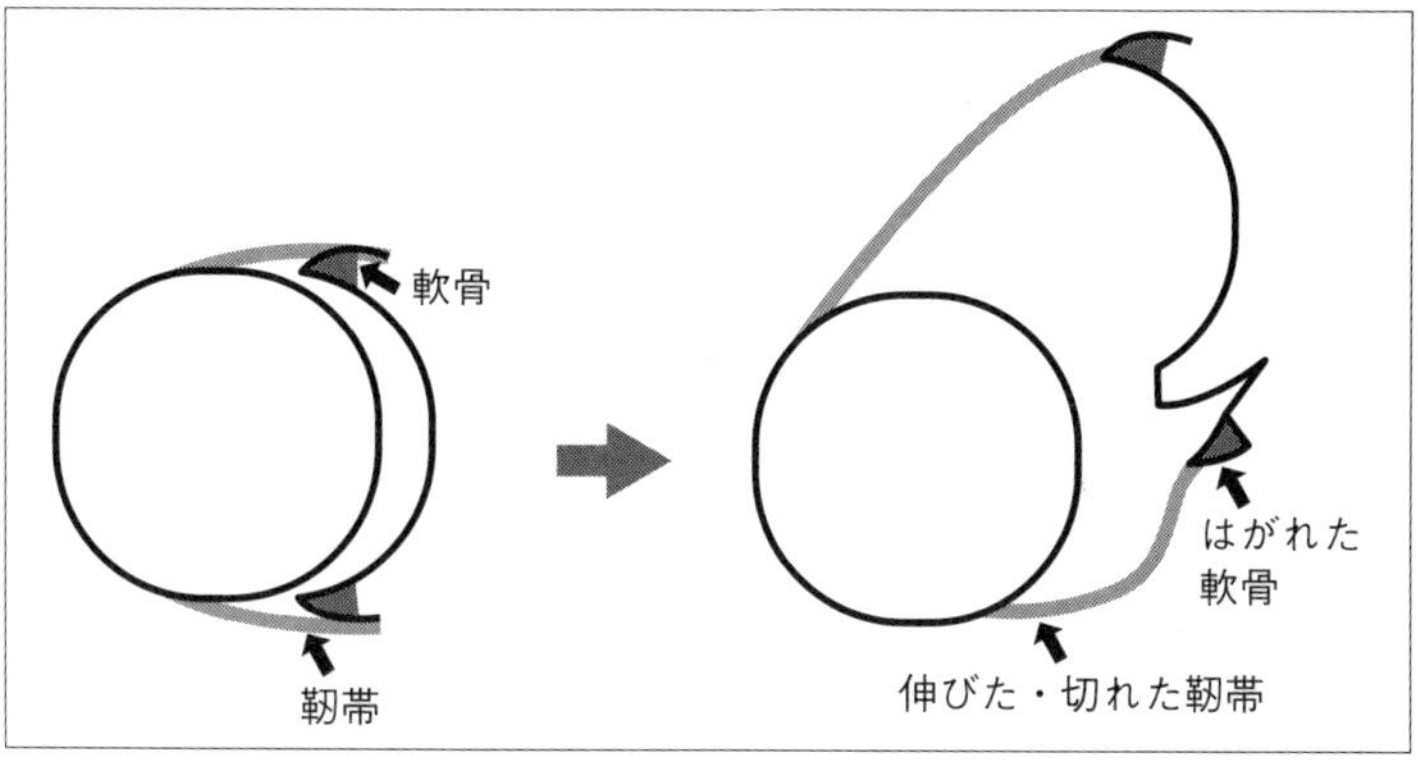

靭帯が切れて、関節から外れる

反復性肩関節脱臼

反復性肩関節脱臼とは、外傷によって肩甲骨側の関節の前下方についている軟骨（関節唇）や肩甲骨と上腕骨をつないでいる靭帯が切れて、何度も上腕骨が肩甲骨の関節から外れる（脱臼）状態をいいます。

最初の脱臼では腕を外旋位に固定して（小さく前にならえの状態）、保存的に加療します。しかし、2回以上の脱臼した場合は、靭帯や関節包がゆるんだり、関節唇（軟骨）が損傷したりしていますので手術を選択します。

一番最初の肩関節脱臼の時に正しい治療を行っていないと、ちょっとした外力で脱臼しやすくなります。何回も脱臼すると、大きくのびのびとアクビをしただけで脱臼してしまうこともあります。

手術をしないで脱臼を繰り返すと、肩甲骨や上腕骨

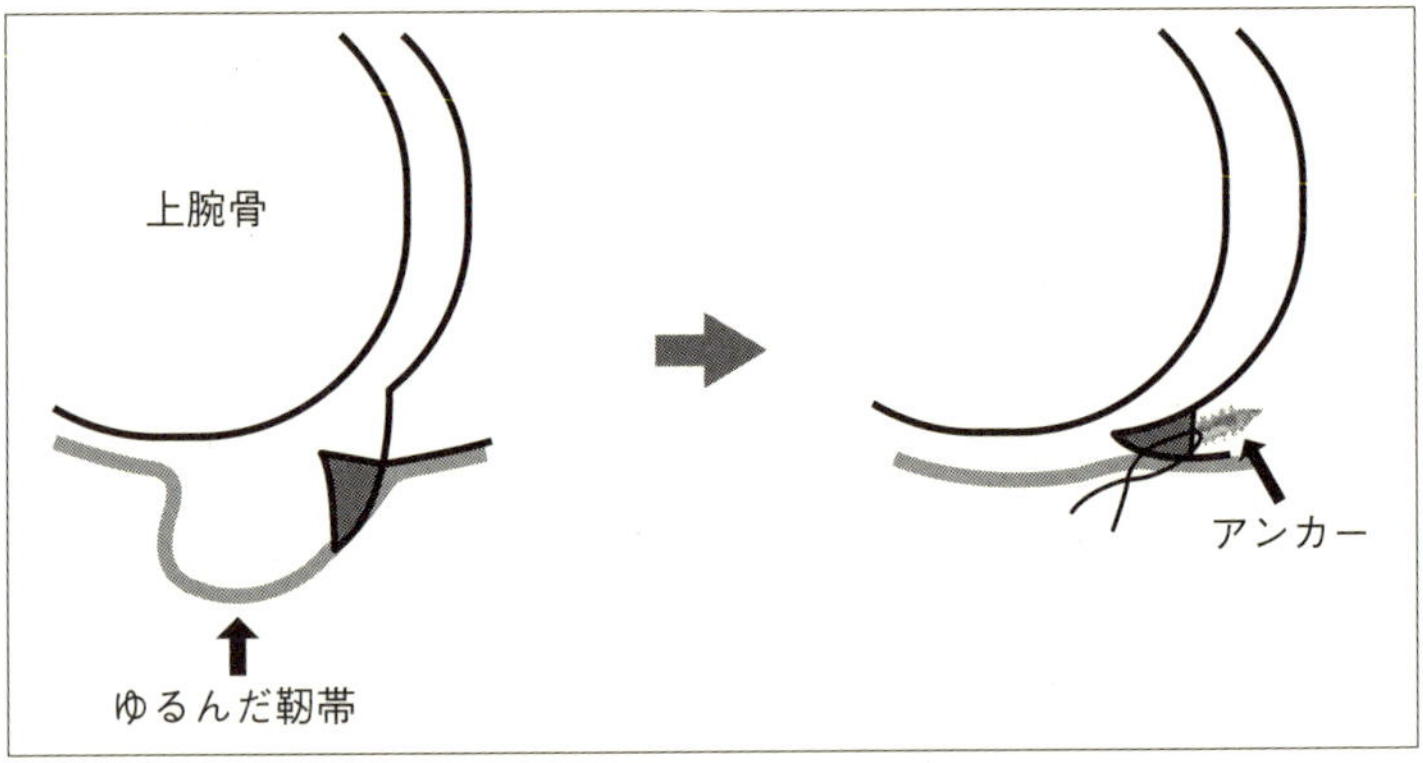

アンカーと関節唇に挿し込み靭帯を修復

の骨が削れてきて、さらに脱臼しやすくなります。

手術の方法は、3箇所を1㎝ほど切開し、糸のついたアンカーというビスを4個くらい肩甲骨の傷んだ関節唇に挿し込み、ゆるんだ靭帯を修復します。

手術後は3週間程度、装具を使います。目安として、手術後、3ヶ月で日常生活ができるようになり、軽い作業もOKです。

6ヶ月ぐらいでスポーツなどの運動もできるようになります。


この他にも、リハビリや内服薬、注射などの保存的治療で肩関節の痛みや可動域が改善しない場合は、手術を考えます。

例えば、つぎのようなものです。

・肩関節拘縮（五十肩）
・石灰沈着腱板炎
・インピンジメント症候群（腱板と肩甲骨の肩峰がひっかかって痛みが出るもの）
・野球肩

以上のような疾患に対しては、手術を行う場合がありますが、すべて関節鏡視下手術です。

脊椎手術①——頚《けい》椎《つい》椎《つい》弓《きゅう》形成術（脊柱管拡大術）

日本で開発された素晴らしい手術方法です。手や足の麻痺が軽くなり、手術中の輸血も必要ありません。

頚椎は脊椎の中でも頚の部分を形成する骨で、第一頚椎から第七頚椎まであります。椎間板や靭帯によって連結されています。

頚椎のほぼ中心部は脊柱管といい、脊髄（神経の束）が保護されている管になっています。頚椎症（頚椎椎間板ヘルニア）は椎体と椎体の間にある椎間板が加齢によって椎間の内側に脱出して起こる病気です。

各椎体の後ろ側、脊柱管の前方には縦に連なっている後縦靭帯があります。頚椎症や後縦靭帯に石灰が吸着する後縦靭帯骨化症では、頚痛や肩こりだけでなく、脊柱管が狭くなるため脊髄が圧迫され、さまざまな症状が現れます。

この場合、症状として脊髄症型と神経根型の2つのタイプがあります。

脊髄症型では、手足や体幹に左記のような運動麻痺や知覚麻痺、膀胱直腸障害などの症状が出現します。
・手足や胸部、腹部のしびれ
・字が書きにくくなる
・箸が使いにくい
・シャツのボタンがはめにくい
・歩行障害（つまずきやすい、スリッパが脱げやすい、杖が必要になる）
・足が震える
・排便・排尿障害
これらの症状が現れます。これが頚髄症です。

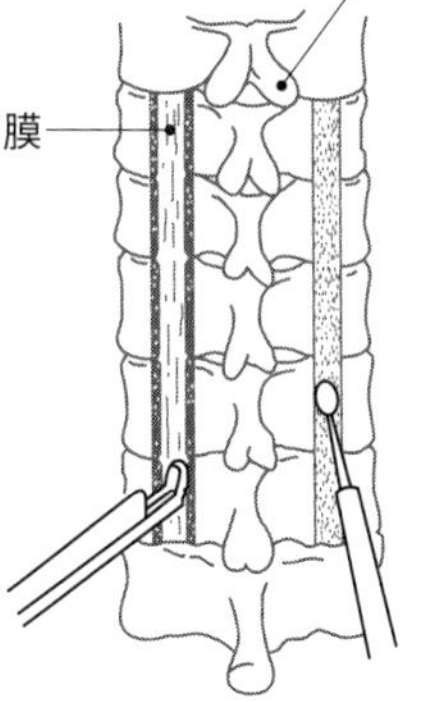

椎弓の両側にエアードリルで溝を作成します。一方を小さなパンチで切除します

頚椎神経根症では片側の首や肩、腕や手、手指にまで痛みが走り、首を動かす方向のよっては悪い方の肩から手にかけてに痛みが走ります。

頚痛や肩こり、手や腕の痛みやしびれなど、上肢症状だけの頚椎椎間板ヘルニアや頚椎後

手術前

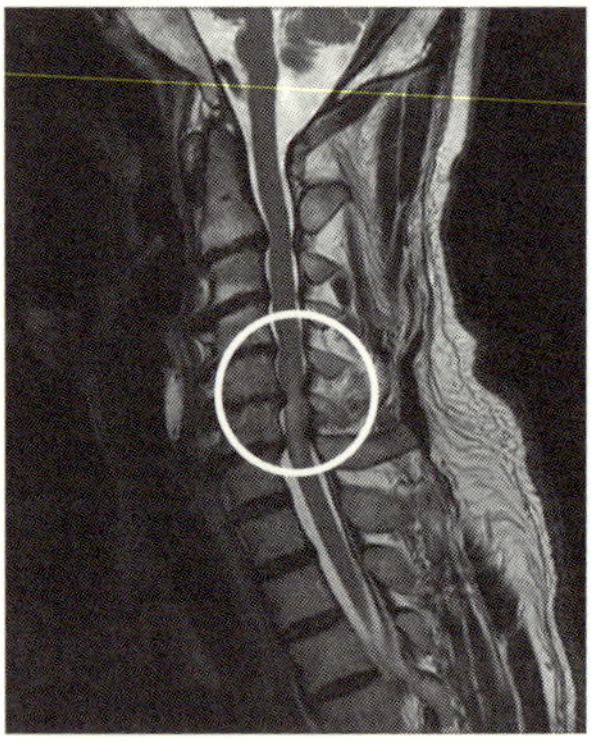

広範囲にわたり脊髄が圧迫されています。

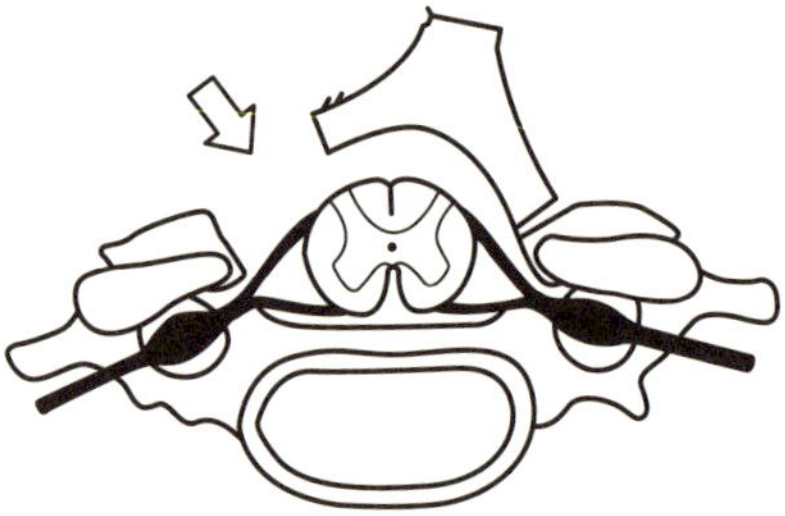

反対側を蝶番としてドアを開くように脊柱管を拡大します。

縦靭帯骨化症は、ほとんどの患者さんが手術をしないでもベッド上の安静や頚椎牽引、カラー装着などの保存的治療で軽快します。

頚髄症の場合は、症状が長くなるほど障害が大きくなり、日常生活に支障をきたして回復が困難になります。

そのため、悪化する傾向がある場合は、早めに手術を行うことが大切です。

手術方法は広範囲に脊髄が圧迫されていたり、生まれつき脊柱管が狭い人の脊柱管を拡げる脊柱管拡大術が行われます。

全身麻酔をかけたうえでうつぶせになり、後頚部の皮膚を切開。脊柱管の後方部分を形成している椎弓を露出させます。

そして、椎弓の両側に小さなエアードリルで溝

手術後

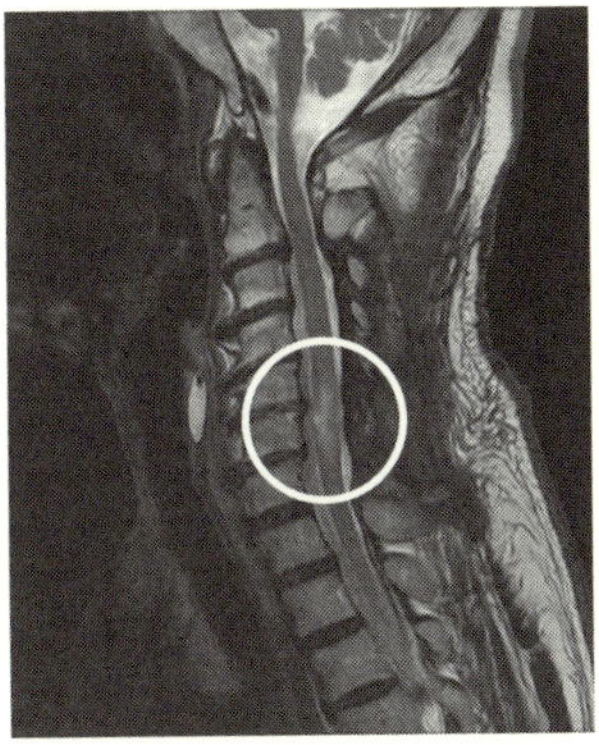

右にくらべ、脊髄はかなり除圧されています。

を作り、椎弓の前方を一部残して薄くなるように削ります。

一方を小さなパンチで切除すると脊髄硬膜が見えます。

小骨片を切除した側を蝶番としてドアを開くようにして脊髄の圧迫を取り除きます。

残った椎弓側の溝に突起から採取した小骨片を移植します。

熟練した脊椎外科医であれば、1時間前後の手術時間で終わります。

適切な時期に手術を行えば、手のしびれや動きも良くなり、歩くことも楽になります。

以前でしたら、手術後、2週間程度は寝たきりでしたが、最近では特殊な装具を使って手術の翌日から起きたり、歩いたりすることのできる患者さんが増えています。

その他の頸椎の手術にはつぎのようなものがあります。

■頚椎前方固定術

病巣が1椎間だけの場合、または頚椎が不安定な場合には、首の前を切って悪いところの椎間板軟骨を取り出し、その後に自分の腸骨から取った骨や人工骨を移植します。

そして、移植した骨をしっかり固定するためにプレートで固定する場合もあります。

脊椎手術②――腰《よう》椎《つい》椎《つい》弓《きゅう》切除術（腰部脊柱管狭窄症）

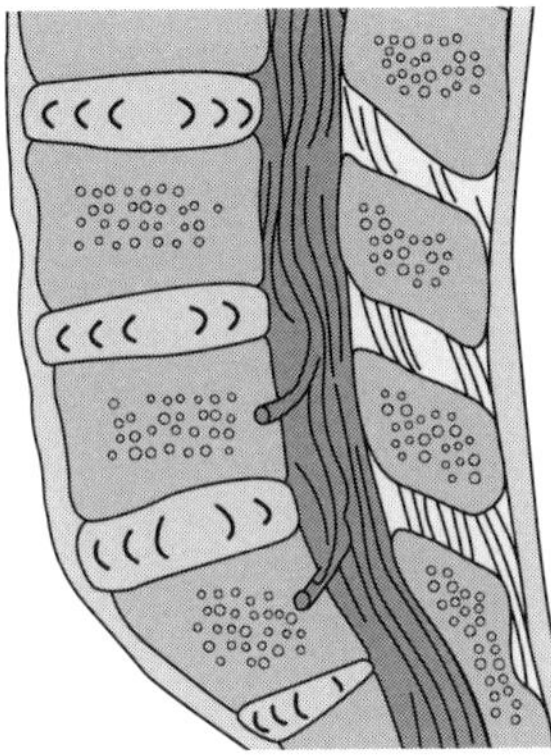
正常図

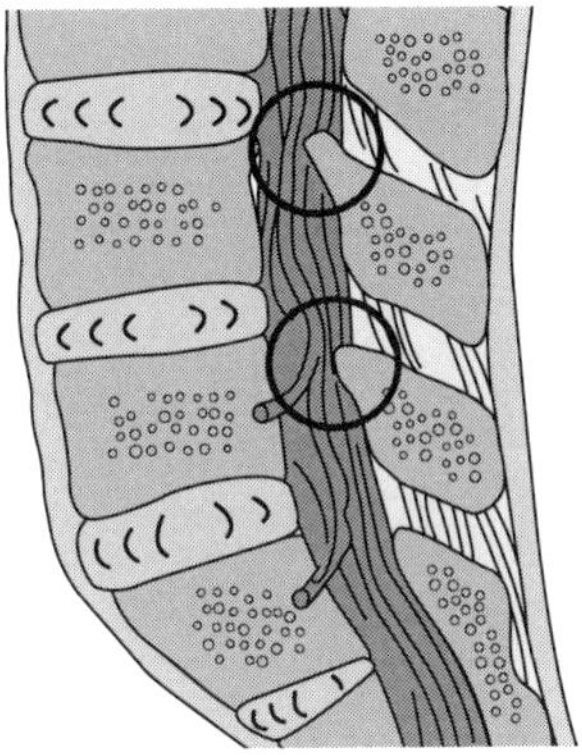
神経を圧迫

背骨の腰の部分の腰椎には、脳や脊髄から続いている神経・脊髄が通る管が貫いています。これを脊柱管と呼んでいます。

この腰部脊柱管を通る神経は下半身の知覚や運動などをコントロールしていて、腰椎から木の枝のように順番に枝分かれしていて、それぞれの役割をする部位につながっています。

ところが、20歳代から始まる背骨の老化や酷使、炎症や外傷などのために、背骨の柔軟材やクッションの役目をしている椎間板が傷み、腰椎の骨自体の変形、靭帯の肥厚（厚くなること）や骨化、またはもともと脊柱管が狭窄（狭くなること）しているために、中年

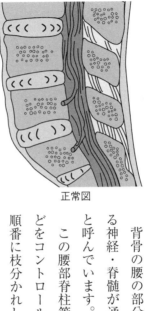

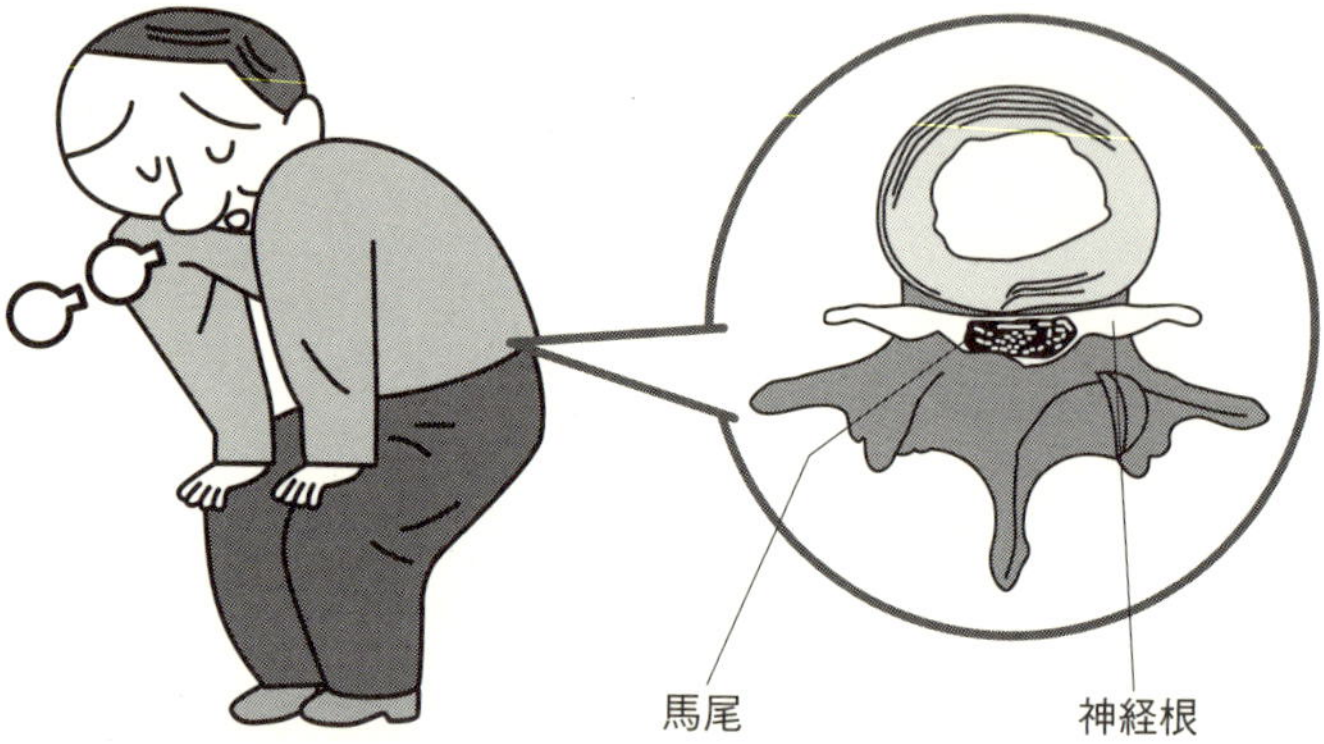

以降に神経を圧迫することがあります。

この状態を脊柱管狭窄症といいます。

症状としては、腰痛と下肢の痛みやしびれ、脱力などです。長い時間を歩くと下肢のしびれや脱力のために歩きにくくなり、少し休憩するとまた歩けるようになります。これを間歇跛行といい、腰部脊柱管狭窄症の特徴的な症状です。

症状が軽い場合は、安静にして薬剤の投与や神経根ブロックや硬膜外ブロック（痛み止めの注射）、コルセットの装着、牽引などにより、改善します。

ただ、重度になると、痛みや歩行障害が続き、長期間、日常生活に障害ある場合や神経の麻痺症状が重篤な場合、膀胱直腸障害を伴う場合などは、手術をして神経の圧迫を取り除いて軽快を図る必要があります。

手術は全身麻酔で行われ、脊髄神経の後ろで蓋をし

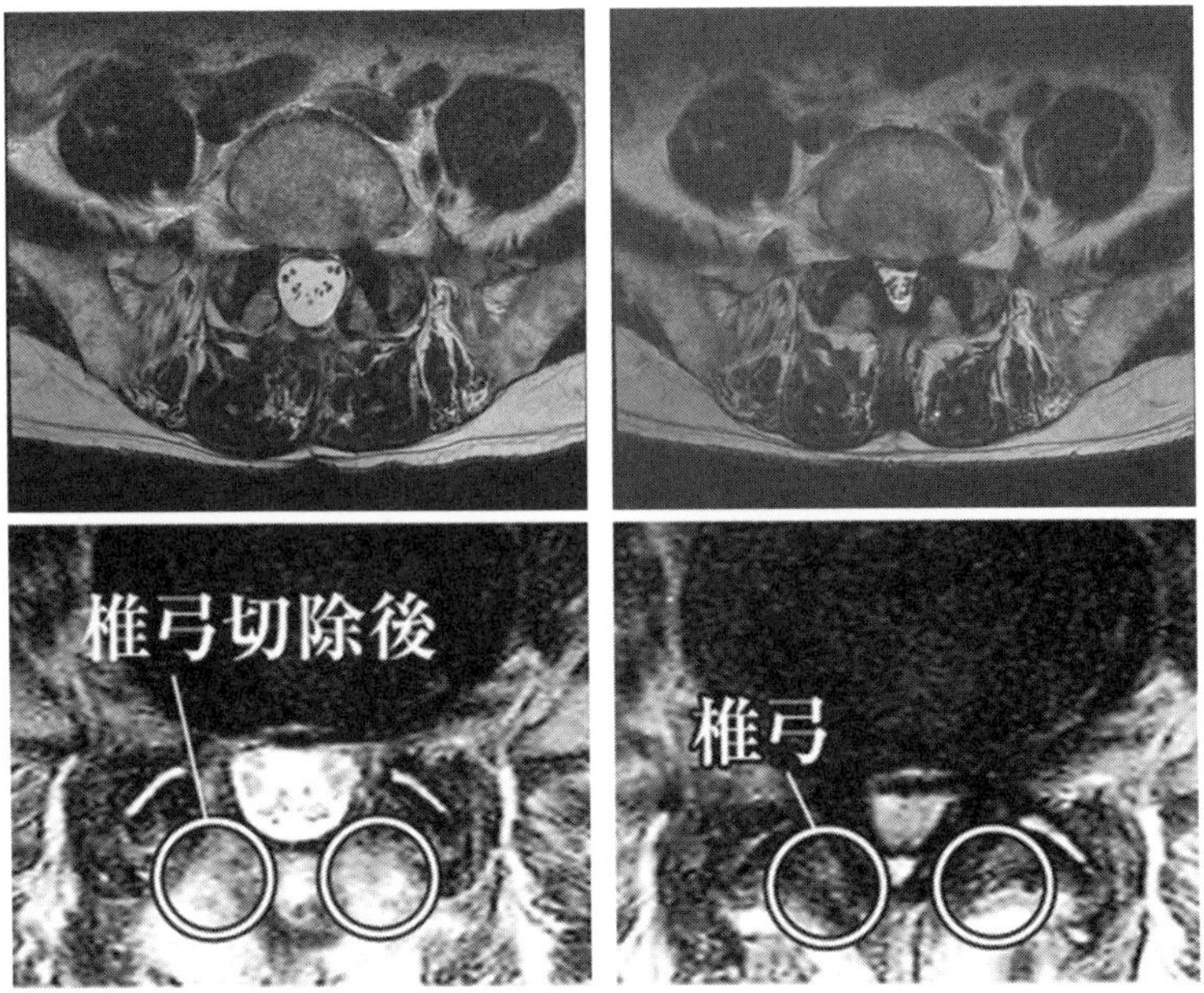

手術後　　手術前

ている椎弓という骨と靭帯を切除（椎弓切除術）。脊髄神経を圧迫しているヘルニアがある場合は摘出します。

これによって、神経の圧迫が取れます。これを除圧術といいます。このような操作をＭＲＩや脊髄造影検査で認められた狭窄部位に行います。腰椎に不安定性が強いときには、固定術（自分の骨を移植して、金属で支えをする手術）を同時に行います。

手術後は数日間、ベッドで安静にすることもあります。その後、コルセットをして姿勢指導や腰痛体操、下肢筋力強化などのリハビリを充分に行います。入院治療期間は手術後約2～4週間ほどです。

手術自体の目的は神経を圧迫している原因を取り除き、神経の麻痺や痛みを失くすことですが、神経の圧迫が長期間にわたって著しい場合は、神経が部分的に回復できなくなることがあります。そのようなときにはしびれや筋力の低下が残ってしまいます。

それを防ぐには早期診断と早期治療が欠かせません。症状があるときは早めの受診をお願いします。

脊椎手術③——腰椎椎間板ヘルニア摘出術

腰椎椎間板ヘルニアは腰部脊柱管狭窄症とともに腰痛や下肢痛を引き起こす代表的な疾患です。

腰椎椎間板ヘルニアは男性に多く発生し、20歳から40歳代に多いとされています。しかし、最近では、10代後半や70歳以上の方にも見られるようになりました。

その理由は、人の成長が早まったことと、年をとっても青年、壮年と同じように活動的な人が増えたためと言われています。

ヘルニアは椎体と椎体の間にある椎間板の変性によって起こります。椎間板がねじれるときにかかる負荷により、椎間板の線維輪に亀裂が生じ、椎間板の中心部にある髄核が後ろに移動して下肢の運動や感覚を支配する神経根や馬尾という神経の束を圧迫している状態です。

椎間板ヘルニアの症状は、腰痛や下肢痛の他に、腰椎の前屈や後屈が制限されたり、前屈あるいは後屈時に下肢への放散痛が増強します。また、下肢のしびれや下肢の筋力の低

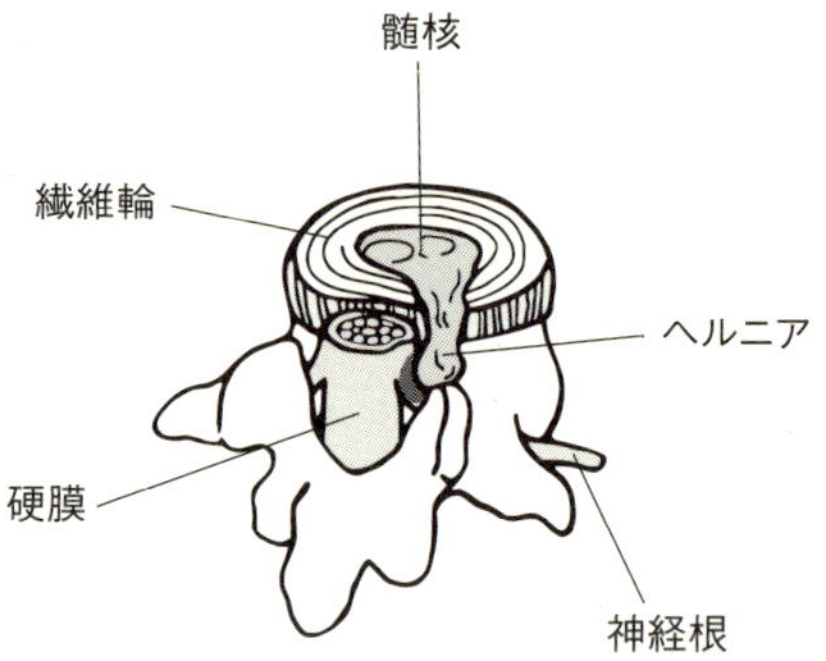

ヘルニアが馬尾神経を圧迫している

下なども見られます。

腰椎椎間板ヘルニアは問診や神経学的検査でだいたいわかりますが、診断を確定させるにはX線検査やMRI、CT、脊髄造影検査などが有効です。

治療方法は下肢の麻痺や排尿・排便障害などの膀胱直腸障害がひどくない限り、最初は保存的治療を行うのが原則です。

保存的治療法としては、安静臥床（安静にして寝ていること）、薬物療法を行い、理学療法として、温熱、牽引、体操療法、装具療法などを行います。

腰痛や下肢痛がひどいときは硬膜外ブロックや神経根ブロックを行います。

手術が行われるのは膀胱直腸障害や下肢麻痺がひどい場合や保存的療法を行っても改善が見られない場合、あるいは症状がひどく、日常生活や仕事に影響が強く

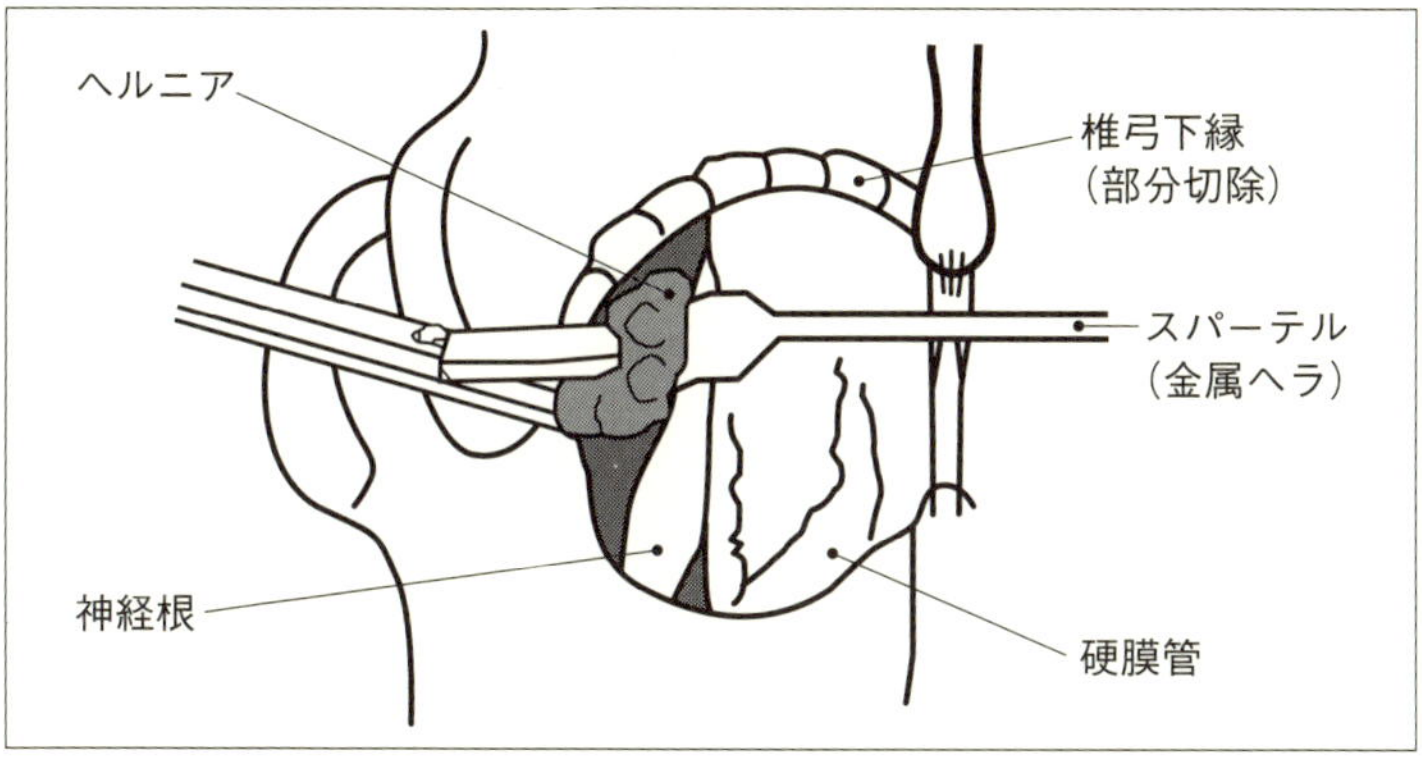

ヘルニアを摘出

出ている場合です。

手術方法は前方法と後方法がありますが、その多くは後ろから行い、当院でも侵襲の少ない顕微鏡を使った後方法の手術を多く行っています。

手術は全身麻酔でうつ伏せの状態で腰部に2・5～3㎝の小さな皮膚切開を行います。その後、脊椎の後方部分の一部を露出させ、患部の椎弓を一部分切除。顕微鏡を使いながら、硬膜や神経根を小さな金属ヘラで傷つけないように避けて小さなパンチでヘルニアを摘出して、硬膜や神経根の圧迫を取り除きます。

手術時間は30分程度で出血も少なくて済みます。手術後は再発を防ぐため、5日間はベッドで過ごしていただきます。リハビリの後、手術後、2～3週間で退院できます。

これ以外にもつぎのような手術があります。

■腰椎後方固定術

腰の骨がグラグラして不安定なときに行います。背中の凹凸した骨を削り、金属の棒とネジを入れて腰椎の一部が動かないようにします。椎体と椎体との間に骨盤の骨を移植したり、人工骨を移植します。術後、しばらくの間コルセットが必要になります。

骨折手術——人工骨頭置換術（大腿骨頸部骨折）

高齢者の骨折は骨自体が弱くなっています（主に骨粗鬆症）ので、軽い力がかかっただけで骨折しやすい特徴があります。

骨折の起こりやすい部位も手首（橈骨（とうこつ）遠位端骨折、コーレス骨折）や肩の付け根（上腕骨外科頸骨折）、背骨（脊椎圧迫骨折）、そしてももの付け根の骨折（大腿骨頸部骨折）で、これらは高齢者の四大骨折と呼ばれています。

この四つの骨折の中でもっとも重要なのが大腿骨頸部骨折です。その理由は単なる骨折というだけでなく、多くの合併症を引き起こし、寝たきりになって認知症になってしまったり、肺炎や膀胱炎を起こして、生命の危機に関わることが少なくないからです。

この骨折には2種類あります。

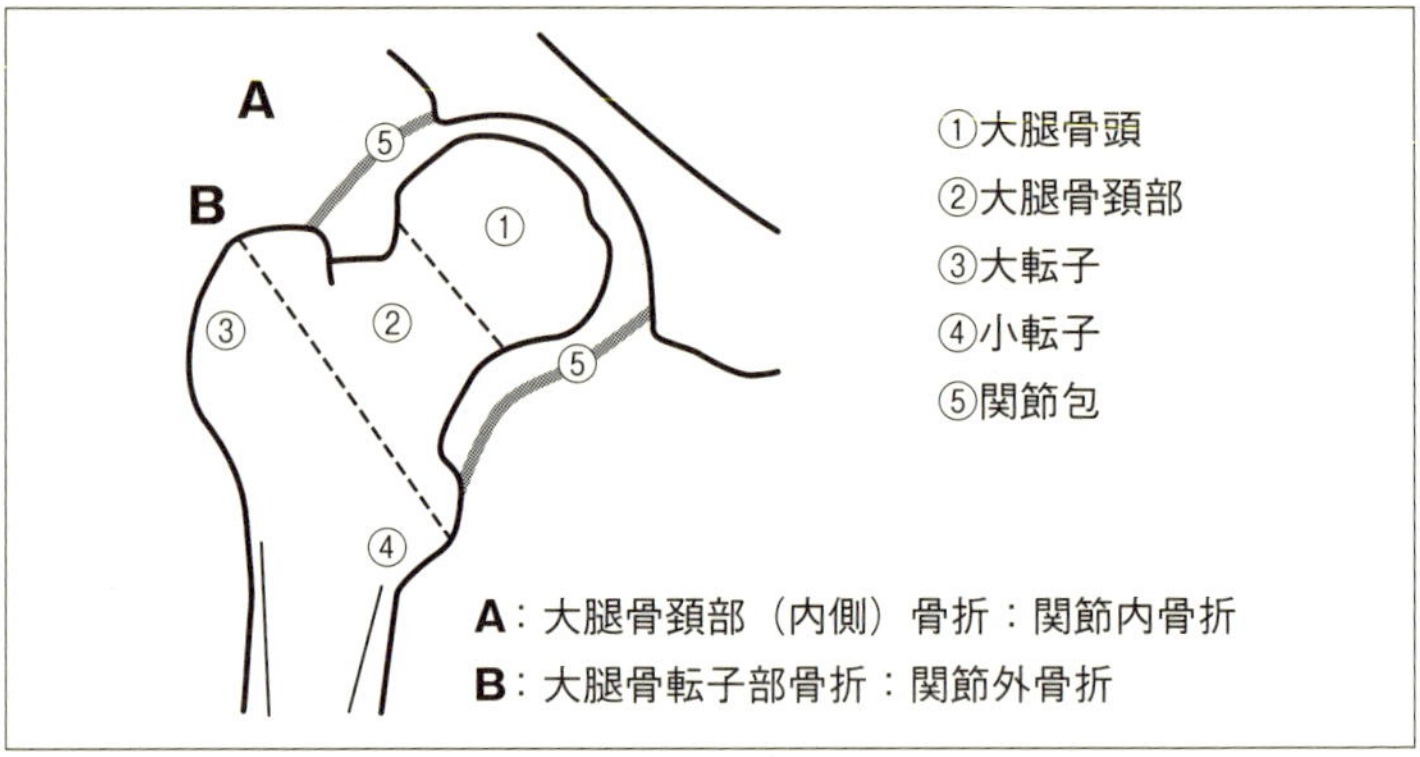

・大腿骨頚部内側骨折（関節内骨折）――図のA

・大腿骨頚部外側骨折（転子部）骨折（関節外骨折）――図のB

どちらも60歳以上の方に多い（60歳未満では稀です）ですが、大腿骨転子部骨折はさらに10歳ぐらい高齢の方に起こります。

統計的に見ても、50歳から70歳代では大腿骨頚部内側骨折が多く、さらに上の80歳から90歳ぐらいになると大腿骨頚部外側骨折（大腿骨転子部骨折）であることが多いです。

また、骨折時の痛みは大腿骨転子部骨折のほうがはるかに痛いです。当然、立つこともできません。逆に、大腿骨頚部内側骨折のときは歩けることもあります。

ここで、大腿骨頚部骨折の特徴をまとめておきます。

1　高齢者に多い
2　女性に多い（骨粗鬆症の場合が多い）
3　骨折の中でもっとも骨のつきが悪い（大腿骨頸部内側骨折の場合）
4　骨折であっても、いろいろな合併症を引き起こす（死に至ることもある）
5　例外を除いて手術を選択する

どちらの骨折もまず手術が不可欠です。骨折のズレ（転位）があってもなくても、早く歩けるようにするには手術が必要です。

手術をした場合、早くベッドから起き上がることができるようになりますし、リハビリも早くできるようになります。

また、手術を選択する最大の理由として、つぎのような合併症を防ぐ狙いがあります。

- 数日間、寝ているだけで肺炎や膀胱炎（尿管結石なども）、褥瘡（じょくそう）＝床ずれが起きることがある
- 老人性認知症を引き起こして、暴れたり、わめいたりして、看護人を困らせることもある

このような合併症を防ぐためにも、ベッドで寝ている期間をできるだけ短くすることが求められます。そのため、手術を選択します。

この骨折が起こる部位は、P116の図1のようにくの字形に曲がっているところです。また、足をついて歩けるようにするためには、骨折したところに体重の3～5倍の力が加わっても大丈夫なように金属で骨折部を固定しなければいけません。

このような理由から、この手術は難しい手術の一つと言われています。ただ、この頃では手術の技術や骨折部を止める金具も発達してきていますから、手術の成績もとても向上しています。

この骨折の内固定具（金属）を使った原理はつぎのようなものです。それは次ページのように骨折した部分の骨の中に金具（ボルトか3翼針）を挿入して、骨折部がズレようとする力を骨折部への圧迫力に変えます。

そして、この部分にかかる体重の重みをボルトあるいは3翼針と連結したプレート（板）部分で吸収しようというものです。

当院でも最近はこのプレートにかかる巨大な力に耐えられるように、この部分を内側方向に移動させるガンマー釘（または¥ネイル）というものをよく使っています。

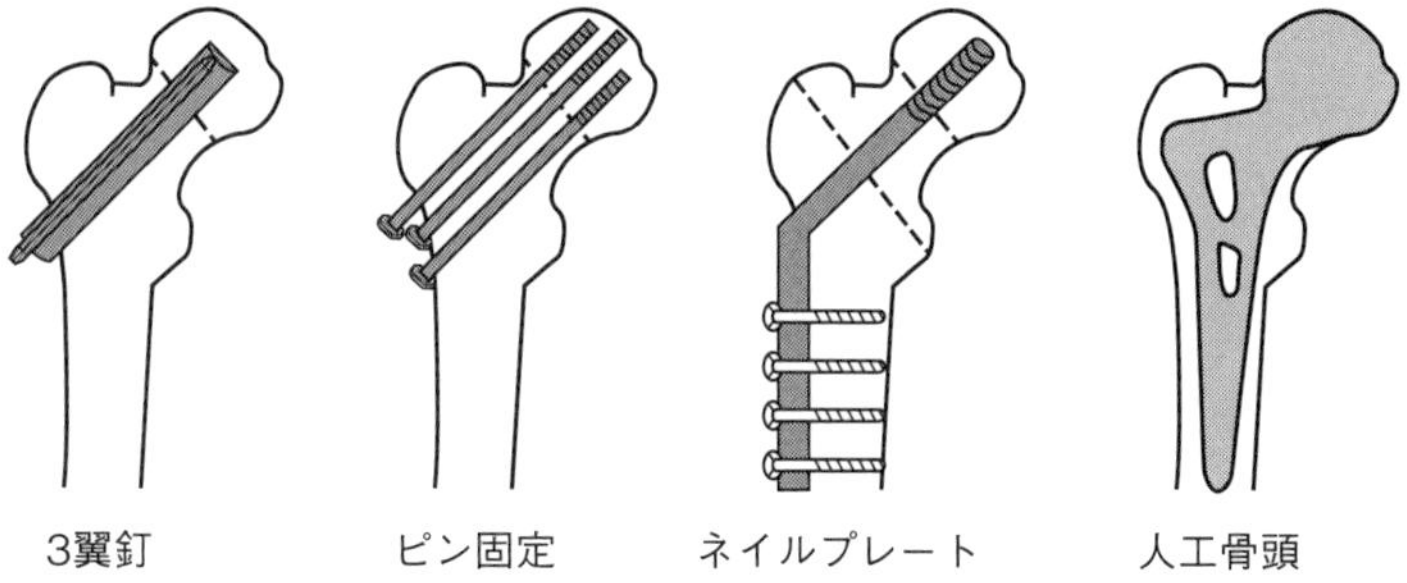

大腿骨頸部骨折の固定

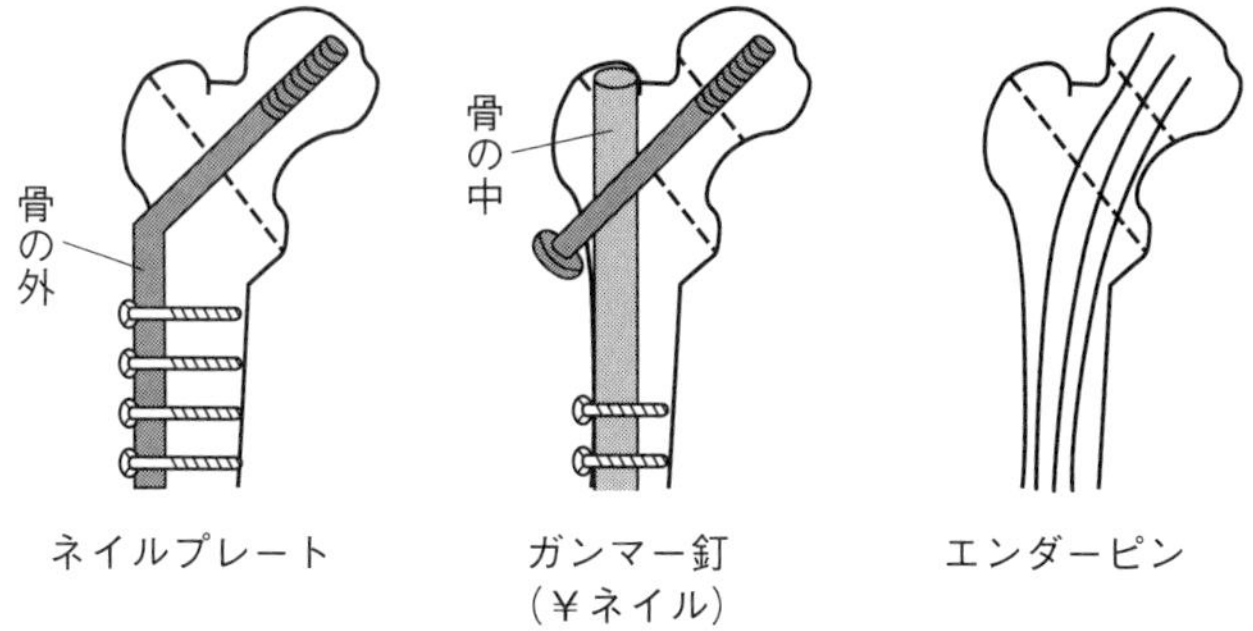

大腿骨転子部骨折の固定

大腿骨頸部内側骨折は、人の体の骨折のなかでもっとも骨がつきにくいものです。また、たとえついたとしても、骨頭壊死などの合併症が約3分の1に発症します。

そのような理由から、初めから骨をつけようとはせず、人工関節や人工骨頭にすることもあります。

ただし、若い人には人工骨頭を使うことはまずありません。

手術後のリハビリは、すぐに足をついて歩くようにします。このような方法を取ることで、前記のようなさまざまな合併症を防ぎ、生命に危険が及ばないようにします。


骨折の治療には、骨折の部位、骨の折れ方、骨の砕け方などを参考にして、個々に適した治療法を選択しています。その基本は早期の離床・早期の社会復帰です。

早期に社会復帰するためには手術を選択したほうがいいならば、そのように説明して納得していただいてから手術を行います。

とくに高齢者の大腿骨頸部骨折については、外傷以前のＡＤＬ（日常生活動作）を考慮して、人工骨頭置換術や骨接合術などの適正な手術法を選択しています。

人工骨頭置換術以外にもつぎのような手術法があります。

■大腿骨転子部骨折骨接合術

痛みが非常に強いので、できるだけ早く手術をします。手術時に切った痛みは一晩ありますが、手術後は骨折の痛みはすぐに取れます。

日本で開発された器具を使って手術を行い、手術後、翌日ぐらいから歩くことができるようになります。(¥ネイル)

■その他観血的整復術

一日も早く足をついて歩けるように、その骨折に合った治療法を選択して行います。

第4章

ぜひとも知っておきたい整形外科の病気〈Q&A〉

靭帯損傷

Q

15年ほど前に、剣道で親指付け根（MP関節）に小手を受けて負傷しました。当時は固定して治しましたが、そのときの医師が気づかなかったようですが、靭帯が損傷していて不完全な状態で治ってしまったようです。

ここ2〜3年、痛みと不快感が強くなり、医師から手術を勧められています。古い傷なので、手術は再建術をするとのことでした。

手首の腱を移植するそうですが、腱を取った手首部分に痛みや不快感、動きに後遺症が出たりしないのでしょうか。また、術後の回復期間や手術費用はどのくらいを目安にしておけばいいでしょうか。

さらに、再建術後に指の動きに不自由が出たりしないか、個人的にはペンで字が書ける、お箸でご飯が食べられれば問題ないと考えています。

仕事の調整と後遺症が心配で、手術に踏み切るかどうか、迷っています。

A

関節の動きには一定の動く範囲＝可動域があります。しかし、正常な動く範囲を超えるストレス（外力）が加わると、関節を構成している（支えている）靱帯（スジ）とか、関節の袋（関節包）が切れてしまいます。

そして、その関節の上下の骨と骨との関係がズレていない正常な位置にあるものが関節捻挫（靱帯損傷）、骨と骨との関係が狂ったものが外傷性関節脱臼です。

このような捻挫のひどいもの、靱帯の完全断裂のままで治ってしまうと、その靱帯は〝ゆるく〟つきます。こうなりますと、関節に加わる異常な外力に耐えることができなくなり、小さな外力でもすぐに脱臼しようとします。いわゆる関節の不安定を起こします。

このような状態になりますと、関節に力が入らない、力を入れると不快感や痛みが起こることもあります。

親指のＭＰ関節でいえば、小指側の靱帯が物を持ったり、力を入れるときに痛みや不快感、脱力感を感じます。

現在、このような症状があるならば、手術をしたほうがいいと思います。手術方法は手首から採った腱を移植する方法がいいと言われています。この腱は手の動きや力を入れることに関係なく、機能的には退化している腱です。もともと生れつき無い人もかなりいます。

これを手首と前腕に2か所小さな切開を入れて採ります。手術後の機能障害はまったくありません。術後、約6週間ギプス固定、約1か月のリハビリ、合計3か月くらいです。費用は3日間入院で、3割負担なら6万円ぐらいです。

プロ野球の投手で肘を傷めて手術をする時この腱を移植します。この腱をとってもプロ野球選手として活躍している選手もいます。

手根管症候群

Q 10日前から両手指先がしびれて、朝、目が覚めます。保健師さんに診てもらったところ、手根管症候群ではないかと言われました。手術等含めてお教え頂ければと思います。

A 手根管症候群になると、手の指先で親指、人差し指、中指および環指の親指側半分がしびれます。また、手首を手のひら側にしばらく曲げておくと指のしびれがひどくなります。これは手首の手のひら側で正中神経という神経が圧迫されるからです。

中年以降の女性に多く見られ、症状が進むと手のひらの親指の付け根のところの筋肉がやせていきます。指がしびれるときは、それが頚椎のものではないか、肘のところで神経を圧迫していないかなどの鑑別も必要です。

筋電図検査といって、神経の刺激の伝わる速度を調べる必要があります。神経を圧迫するものがあると、神経の伝導速度が低下します。

症状が軽いときは、夜間だけギプスのようなもので手首の動きを止めるようにすると症状は軽くなります。手の掌の筋肉が薄くなる（盛り上がりが凹んでくる）ようでしたら手術です。

手術は整形外科医専門医ならば安心です。

マレットフィンガー

Q

1か月ぐらい前にバレーボールの試合中、指先にボールが当たってしまい、右手小指の第一関節から先が曲がったまま戻らなくなってしまいました。今は最初の病院とは違うところで治療中で、装具を着けています。

入浴するときなどは外してもいいので外していますが、ほとんど良くなっている感じはしなく、装具の当たる部分が腫れてきています。

最初にかかった救急の先生は手術をしたほうがいいと言われましたが、今の先生は日常生活に支障がなければ固定するだけでいいと言います。骨には異常はなく、伸筋腱が切れているそうです。

このままでいいものか、バレーボールを続けるにはどうすればいいか、迷っています。

A

マレットフィンガーは非常に難しい手術です。できれば装具で治すのが原則です。すでに1か月経っていますので、元通りにするのはむつかしいと思います。20～30度くらいの曲がりなら、そのままでもいいと思います。
今、装具を外して、何か日常生活に困ることがあるでしょうか？（例えば、指が伸びないために物が指に当たって困るなど）
困るようならば、何らかの処置が必要です。
整形外科の「手の外科」の専門医によく相談して下さい。バレーボールは可能だと思います。

ガングリオン

Q 左手首の甲側にガングリオンと思われる1・5㎝ぐらいのできものができました。まだ診察は受けていませんが、今のところ、腫れや痛みはありません。3週間が経っていますが、大きさも変わりません。

やはり診察を受けたほうがいいでしょうか。どのような治療法があるのでしょうか。

A 痛みがなかったり、美容上、気にならないようでしたら、痛みが出るまで放置しても差し支えありません。痛みが出てくれば、中身を抜いたり、押さえつけて皮下で破裂させたりします（もっとも、また出てくることもしばしばあります）。どうしても気になるようでしたら、摘出手術を行います。

手首、足首の脱臼骨折

Q

先日、交通事故に遭い、手首と足首が関節脱臼骨折と言われました。手首は2本とも骨が折れ、プレートと針金のようなもので固定。足首はくるぶしのあたりから折れ、4か所ほど折れているということで全部で5本のボルトで固定している状態で、手術後、4週間が経ちました。

手首のほうは今までと同じように使えるようになると言われていますが、以前とまったく同じように変わりなく使えるようになるでしょうか。

また、足首のほうも軟骨が損傷しているとのことですが、普通に歩けるようにはなると言われました。リハビリ次第で元通りになりますか。

さらに、走ることもできると言われましたが、痛みは出るかもしれないとも言われています。この痛みは治らないものでしょうか。

今後、手首や足首に何か病気や障害などが出ることはありますでしょうか。

A

原則的に荷重関節（足首）と非荷重関節（手首）では、ケガの程度によって将来的には機能が違ってきます。手首は重い物をいつも持つ仕事以外は、あまり関節には無理はかからないはずです。

そのため、軟骨損傷があっても手首の場合は足首ほど重大な後遺障害が出ることは少ないです。それに手首はたとえ全然動かなくても、指が正常に使えれば日常生活に大きな障害は出ません。

荷重関節―体重がかかる関節は、軟骨損傷があると外傷性関節炎を合併することもあり、痛みとか足首の動きも悪くなります。

お風呂の中で正座をしたり、足先を手で持って足の甲を体の方に近づけるような運動をして下さい。半年後、どうなっているかで、将来の予測がつくと思います。

テニス肘

Q

２か月ほど前から右腕に痛みを感じるようになりました。物をつかんだり、鍵を回すときにも痛みが走ります。テニス肘と言われ、整骨院に通いましたが、一向に良くなりません。

整形外科での治療はどのようになりますか。よろしくお願い致します。

A まず、整骨院は医師ではありません。従って、医療ではありません。そこを理解して下さい。

日常生活では、物を持ったりするときは左腕で持つようにして下さい。右手で持つときは、手のひらを上にして持つようにします。

お風呂に入ったとき、肘の痛いところをさすって下さい。外用薬がよく効きます。どうしても良くならないときは、そこに注射をします。

肩関節石灰化滑液包炎

Q 介護職をしています。2日前から急に肩が痛くなり、腕が動かせない、寝返りも打てない状態です。診察を受けたところ、肩に石灰が付着したための炎症と言われ、注射を打って頂いたのですが、その後、かえって痛くなり、湿布と痛み止め・炎症止めの薬を飲んでいます。

注射ですぐに治ると言われたのですが、どのように過ごせば早く治りますか。石灰が付着した原因はわからないそうですが、繰り返すこともありますか。病名も教えて下さい。

痛みが取れるまでは仕事は休んだほうがいいですか。お教え下さい。

A　病名は肩関節石灰化滑液包炎（または肩関節石灰化腱炎）と言います。肩関節の小さな袋に石灰が溜まって激烈な痛みが起こる病気です。

ここに溜まった乳び様の石灰の液を抜いて薬を注入すれば痛みは軽くなります。放置すれば、1週間ぐらいは激痛が続きます。

痛みがきつい間は重いものを持ったりしないほうがいいと思います。稀に繰り返すこともあります。

ルーズショルダー

Q 高校3年生の男子です。体操をやっています。去年の2月くらいから肩が痛くなり、昨日、病院に行ったらルーズショルダーと言われました。
今は腕を上に挙げて後ろにすると痛みが出ます。どのような治療がいいのでしょうか。

A Loose shoulder 動揺肩は10～30代の女性に多いとされています。肩関節を構成する骨や筋肉、関節包（関節の袋）に肉眼的には異常が無いのに、肩関節の亜脱臼位（上腕骨が主に下方にずれる）になる傾向のものをいいます。

鈍痛や脱臼しそうな不安定感、スポーツ動作の障害、脱力感があれば治療が必要になります。

ルーズショルダーの方は、肩関節以外の関節にもゆるみがあることが多いようです。そのため、肩は全身的な関節のゆるみの部分症とも考えられます。

腕を下方に引っ張ると、肩のところに凹みができて脱ける感じがします。3～5kgの重りを握って、立った位置でレントゲンを撮ると、亜脱臼のように見えます。

治療法は筋力トレーニングです。重錘をもって肩を横に上げる、前に上げる、外に回す……など、抵抗に打ち克つ訓練をします。詳しくは病院で習って下さい。

ときには手術が必要なこともあります。

五十肩

Q 年齢的に五十肩のことが気になります。五十肩は別名肩関節周囲炎というみたいですが、炎症を起こしている状態のことですか。
五十肩の原因やどのような人がなりやすいのか、普段からできる予防法などがありましたら教えて頂けますか。

A 簡単に言えば、関節の変性（加齢）によって、関節の構成体に弾力が落ちて五十肩になるものと考えられます。稀には関節の中の小さな袋にカルシウムが溜まって、突然、激痛が起こることもあります。

平素より目より上に手を上げるような運動、例えば、バンザイをする、肩をグルグル回すなどをするといいでしょう。

肩腱板断裂

Q

今日、MRIの結果、肩腱板断裂と言われました。来週、造影剤での検査をするのですが、手術をするのは避けられないと言われました。関節鏡視下手術になるのか、切り開くことになるのか、来週の検査結果を見て考えるとのことです。

私は子どもの頃からバレーボールを続けていて、4か月前から肩の痛みに耐えかねてスパイクやサーブは打っていません（痛みをごまかしながら、レシーバーやセッターの練習はしていました）。

手術をすれば、またスパイクを打てるようになりますか。どのくらい入院することになるのでしょうか。

A

全日本レベルでバレーボールをしている選手の中にも腱板に断裂がありながら手術をしないでプレーしている人がいます。手術をするかどうかは断裂の部位と大きさ、リハビリで良くなるかどうかで決まります。

断裂の部分が肩甲上腕関節の場合で、断裂が浅いときは（いわゆるインターナルインピンジ症候群の状態で、サーブやスパイクをするときに腱板と肩甲骨の関節唇（軟骨）がぶつかるために痛みが生じている）、股関節や体幹、肩甲骨周囲の柔軟性を上げることで、腱板と関節唇がぶつからなくなり、ほとんどの症例で良くなります。

しかし、それでも2～3か月のリハビリでも良くならないときは手術をすることになります。手術は関節鏡視下ですべて行えます。

腱板の断裂が浅い場合は、関節唇だけを削って腱板と当たらないようにします。断裂が深い場合や完全に断裂をしている場合は、腱板の修復や縫合をしますが、これも鏡視下手術で行います。

また、骨に入れるビス（アンカー：これに糸がついていて腱板を縫います）も患者さんがまだ若いときは吸収性のいいものを使ったほうがいいと思います。

腱板を手術した場合でもまたスパイクが打てるようになりますが、復帰は6か月以降、肩の可動域などにより違ってきます。

入院期間は縫合後、装具（おにぎりみたいなクッション）を脇の下に入れることになる（3～5週程度）ので、装具をつけたままであれば1週程度、装具が取れてある程度痛みが無くなってからの退院であれば1か月～1か月半くらいです。

まだリハビリをしていないのであれば、肩を専門にしている先生のもとで診察、リハビリを受けることをお勧めします。

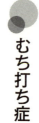

むち打ち症

Q 昨年、11月に追突事故に遭い、そのとき「頚腰椎捻挫（後に頚腰椎椎間板症）」と診断されました。事故以来、頚や左肩から左手先（全指）まで違和感があり、重くだるく、力が入れにくく、体勢によっては（例えば、仰向けなど）めまいや頭痛に襲われています。

また、長時間、座っていると、左手や左足がしびれたりします。

事故後のX線検査では、頚椎4・5番目、腰椎5番目、仙骨付近に若干の所見があったようで、外来通院を数日間続けていましたが、症状が悪化したため入院。頸腰椎牽引を行い、並行してブロック注射やリハビリも行って退院しました。

入院中にCT検査やMRI検査も行いましたが、目立った異常はありませんでした。現在も週2〜3回、通院してリハビリをしています。

そして、先日、症状が改善されないため、再度、頸椎のX線検査を行い、頭部の中心より頸椎がかなり右寄りにあり、頸椎1・2・3番目がやや歪んでいましたが、MRI検査では異常は認められませんでした。

担当医は、「頸椎のMRI検査では靭帯などが写らないのではっきりとは言えないが、症状からして痛めている可能性が高く、椎骨動脈の血流障害によってめまいや頭痛が起こっている」と以前から言っています。

そこで質問があります。
①血管造影検査をしていないのに、椎骨動脈の血流障害がわかるのでしょうか。
②あと1か月で1年が経過しますが、症状が改善する可能性はありますか。
③他の部位のMRI検査で靭帯などが写ると聞いたことがありますが、頸椎のMRI検査では靭帯などは写らないのでしょうか。

④X線検査ではまったく異常が認められないということは精神的な問題なのでしょうか。
長くなりましたが、ご返答の方をよろしくお願いします。

A

交通事故の後、ずいぶんと苦しんでいらっしゃるご様子がよくわかります。少々、長くかかっているようですが、いわゆるむち打ち症で一生、苦しむことは私は経験したことがありませんので、そのおつもりで対処して下さい。

①血管障害の診断は、あなたの訴えや症状からその可能性があるのでしょう。血管造影をしなくても、MRIで特殊な撮影をすれば写ります。

②先ほども言いましたが、一生、続くことはありません。ただし、頚椎以外に悪いところ（例えば、脳の中など）がないことを確かめてもらって下さい。

③MRIでも靭帯が写る場所もあります。頚椎も写りますが、外傷によって傷んでいるところまではわかりません。

④X線検査は主に骨の部分だけしか写りません。骨の形、質、配列がわかります。MRIは神経とか軟骨、出血などの状況がある程度わかります。両者の撮影の目的が違います。他の整形外科医あるいは神経内科、脳神経外科に相談されるのも一つの方法だと思いま

す。

頚椎の手術

Q

頚椎の老化で手先のしびれや痛みがあり、レントゲン検査の結果、「手術をする段階にきています」と言われました。頚椎の手術というと不安ですが、どのような手術になるのでしょうか。安心できる先生を知りたいのですが、教えて下さい。

A

頚椎の手術はつぎの所見で必要かどうか、どのような手術方法でするかが決定されます。

- 臨床症状（神経学的所見）
- ＭＲＩ所見
- 脊髄造影所見

原則的には、首の前方（のどのところ）を切るか、後方（うなじ）を切るかです。いずれにしても、目的は神経（脊髄）を押さえているところを切り取る（除圧と言います）か、脊椎固定術（悪いところの動きを止める）をするかです。（前方を切開するときは、悪いところを動かないようにして、脊髄を圧迫することのないようにします）

手術は全身麻酔で行います。お近くの大きな病院または整形外科専門病院、整形外科の脊椎脊髄病医（日本脊椎脊髄病学会指導医など）であれば大丈夫だと思います。

頸椎椎間板ヘルニア

Q

7月の中頃、自分では寝違えたのだと思い、痛みも軽かったので、そのままゴルフを何度かしていましたが、8月になっても痛みが取れず、整形外科を受診しました。（MRIを撮りました）

その際、頸椎椎間板ヘルニア（5番目と6番目の間）と診断され、2～3か月、首の牽引をして様子を観ることになりました。

しかし、その診断から1週間ほどして、つぎのような症状が出てきました。

＊右手の中指・薬指・小指、その下の手のひらのしびれ

＊左手の薬指・小指、その下の手のひらのしびれ
＊両足の軽いしびれ
リハビリを始めて2か月が過ぎ、痛みは取れましたが、手足のしびれはあまり良くなりません。

そこで、昨日、別の整形外科を受診しました。（MRIを撮りました）今回の診断も同じ頚椎椎間板ヘルニア（5番目と6番目の間）と診断されましたが、ちょっとひどいヘルニアだと言われました。

すぐに手術というわけではないが、このまま良くならなければ手術しかないと言われました。やはり手術しか治療方法はないのでしょうか。このままリハビリだけで良くなる可能性はあるでしょうか。

また、手足のしびれだけでも何とかならないでしょうか。

A

首の痛み、両手の痛みとしびれ、それに両足のしびれがあるということですね。

首の脊髄神経から出ている枝（神経根と言います）だけでなく、脊髄神経の本幹にもわずかでしょうが障害が及んでいるようです。

こうなると足がぶるぶる震えたり、つまずきやすくなったり、排尿が近くなったり、排尿に時間がかかったりします。

外来治療を2か月以上もされていますから、つぎの治療に移るのがいいと思います。つぎの治療としては、入院のうえ、首をベッド上で引っ張ることです。これで痛みが取れないようなら、ときには根ブロックという悪い部分に注射をすることもあります。

それでも良くならない場合は手術も必要だと思います。

主治医とよく相談されて下さい。

頸椎後縦靭帯骨化症

Q

いつ頃からかわかりませんが、首の付け根のところにしびれがあり、それほど気にするほどでもなく、肩こりもひどく、それも疲れのせいだと思っていました。

それが10月に入って首が痛くなり、動かすと電気が走るようになりました。そのため、中旬頃に診察をしてもらい、レントゲンやＭＲＩを撮りました。その結果、頸椎後縦靭帯骨化症と言われました。

今はまだ症状としては首が痛い程度で済んでいます。医師からは何の処置もできないと言われ、悪くなるのを待つしかないようなことを言われて悩んでいます。

日常生活に差し支えはありませんが、これから先、どうすればいいでしょうか。

A 頚椎後縦靭帯骨化症は日本人には比較的多い病気です。頚の脊髄（神経）が入っている頚の骨の管内に石灰が溜まる（水道管の中に水あかが溜まるように）病気です。

ただ、石灰が溜まる（本当は靭帯が骨になります）とこのトンネル（管）の中が狭くなります。すると、管が狭くなるために脊髄が圧迫されます。その結果、手がしびれたり、痛みが走ったり、手に力が入りにくくなり、シャツのボタンがはめにくくなります。

これが頚椎後縦靭帯骨化症です。頚椎後縦靭帯骨化だけなら、本当の病気ではありません。いつも進行するわけではありませんから、手の指がしびれたり、首や肩から手の方に痛みが出るまでは放置しても差し支えありません。

脊柱側弯症

Q

高校生の娘のことです。脊柱側弯症と診断されました。今まで背骨がS字に曲がっていたのに気がつきませんでした。腰がいつまでも痛いので、整形外科を受診して初めてわかりました。

インターネットで調べたらそちらに専門医がいらっしゃるようなので受診してみようかと思います。どのような治療法がありますか。

また手術をするのはどういう場合か、今までの側弯症の手術をした方の例など教えて下さい。

A

高校生ということなので、年齢からいってもこれ以上悪化することは少ないと思います。骨年齢（実際の年齢と違って、骨がまだ成長するかどうかをみる）や側弯の原因（原因不明の側弯症が一番多い）を調べて治療法を決めます。

側弯症の患者さんが減って、最近では手術はありません。程度の軽い方ばかりで、装具

（コルセットのようなもの）療法の方ばかりです。

胸椎椎間板ヘルニア

Q

60歳の主婦です。去年の9月頃から背中と胸、脇に痛みを感じ、整形外科に通いました。診てもらった結果、頚椎椎間板ヘルニアと診断され、半年間、牽引を行いましたが痛みがひかず、再度、MRIで診てもらいました。そうしたら、胸椎椎間板ヘルニア（8番目？）と言われました。それから現在までの半年間、マイクロ波治療を行ってもらっています。

現在の症状は、背中と胸、脇の痛みですが、最初の頃ほど痛くはなく、夕方になると痛みが出てくるので湿布を背中に貼って安静にしていると1時間ほどで痛みは引きます。しびれなどもとくにありません。

胸椎ヘルニアに関して、自分で気をつけることやマイクロ波治療以外でできること（運動など）を知りたいのですが、珍しいらしく検索してもあまり出てきません。また、原因もわからないと言われ、本当に胸椎ヘルニアなのか不安です。

痛みが出るまではスポーツクラブに通い、エアロビなどをやっていました。原因と関係あるかわかりませんが、痛みの出る前日にマッサージで背中を強く押されました。それ以来、クラブには行かず、運動もしていません。

何かアドバイスがあればお願いします。

A

脊椎の椎間板は、脊椎が動くときのクッションの役目をしています。胸椎部は肋骨などによって前と後がつながっていて、ちょうど鳥かごのようになっています。このため、胸椎部では胸椎の動きがほとんどないので、胸椎部の椎間板ヘルニアは非常に稀な疾患です。

胸椎椎間板ヘルニアでは脊髄の本幹が圧迫され、その脊髄本幹からの症状が出ます。両足が突っ張り（下肢痙性麻痺）、下半身の知覚麻痺があり、進行すれば排尿障害が出ます。もしこのような症状があれば間違いないでしょう。また、このような症状を治すには手術しかありません。

手術は胸を開いて、前方から傷んだ椎間板を取り、その後に腰の骨を移植することが多いです。

定期的に専門医の診断を受け、手術の時期を失しないようにして下さい。胸椎部のヘルニアは普通の生活では起こりません。マッサージで背中をきつく押さえつけたことも一つの要因かもしれません。

きついマッサージには気をつけたほうがいいでしょう。

胸椎黄色靭帯骨化症

Q　2年前ぐらいに急に下半身の脱力感、痛み、しびれが出て、近くの病院で検査をしました。そのときは胸椎黄色靭帯骨化症と言われ、手術が必要と診断されました。

でも、他の病院へ行って意見を聞きたいと思い、そこでは診断は同じでしたが、神経が癒着しているので手術は困難ということでブロック注射を受けて帰りました。

しかし、一時的には収まりましたが、半年後くらいに再発。また違う医者に行きました。すると、手術は無理と言われ、ブロック注射ならもう一回だけできると言われ帰りました。それ以後は近くの行きつけの病院で痛み止めの注射などを受けに三日に一度、通っています。
もし手術をする場合、成功例はどれくらいの確率でしょうか。神経などが手術中に傷つくことがあるのでしょうか。よろしくお願いします。

A

胸椎部の黄色靭帯骨化症と思われます。この病気はなぜか中年の女性で体格の良い方に多い傾向があります。両下肢の麻痺が主体で、排尿障害があったり、便秘になりがちです。多くは手術をしないと進行します。

手術は神経を押さえている骨とカルシウムがついて骨化した黄色靭帯を取ります。手術でできることは神経（脊髄）を押さえ込んでいる（圧迫している）骨や骨化した靭帯を取るだけです。

圧迫を取ることで、それ以上の麻痺が進行しないこと、手術をするまでに生き残っていた神経細胞が再び活性化して回復することが期待できます。

症状がどんどん進むようならば、早めに手術を受けられるほうがいいと思います。

当院では、この病気（元来、珍しい病気です）の手術は平成25年度で5例手術をしています。全例、悪化せず、回復しています。

腰痛

Q

腰の辺りが2か月ほど前から痛くなり、整形外科でレントゲンを撮っていただきました。腰椎の一番下の部分の空間がとても狭くなっているとのことでした。湿布薬と腰を引っ張る機械と電気を当てていただきました。

老化現象ではないと思いますが、何か自分でもできるリハビリや運動、気をつけることを教えていただけるとうれしいのですが。

A

腰痛だけで足への痛みが走らない（坐骨神経痛がないなら）ようでしたら、まず大きな心配はありません。もし、足への痛みがあるならば、ＭＲＩの撮影を一度したほうがいいでしょう。

今の状況ですと、骨粗鬆症の有無を調べて下さい。それがないなら運動と日常生活の姿勢に注意することが重要です。

簡単な運動は散歩をすることです。15～30分間の散歩をして下さい。プールの中で歩くのもいいでしょう。

つぎに上を向いて寝て、両膝を少し曲げて、へそを見るように首に力を入れるようにして下さい。この位置で両膝を抱えたり、片方ずつ足を上にあげて、ももの後をしっかり伸ばすようにして下さい。

ハイヒールの靴は止めましょう。重い物は片手で持たないで、両手で持つか、リュックで背負いましょう。

床の物を拾うときは膝を曲げて拾いましょう。ソックスやパンストは立ったまま履かないで、椅子に座って履いて下さい。

椅子に座るときは、座ったとき膝が90度ぐらいになる高さに調節して下さい。フワッとしてお尻が沈むようなソファは腰に良くありません。

寝るときは、伏せて（腹ばいで）寝ないで下さい。エビのようになって側臥位で寝て下さい。上向きなら膝の下に座布団を二つ折りにして入れて、膝を曲げて上向きで寝るのもいいです。

アイロンがけは畳の上で、前かがみにしてやると腰が痛くなります。椅子に座って机の上でやるといいでしょう。

ギックリ腰

Q

夫がギックリ腰になり、困っています。前にも経験したことがあります。現在の仕事が体を使うものなので、痛みが激しく、思うように動けずに苦しんでいます。

最初の1週間は休みをもらえましたが、会社からはこのままでは困ると言われ、できれば入院して完全に治してから来てほしいと言われました。

今、夫は近所の鍼灸院に通っていますが、全然良くなりません。どのようにすればいいでしょうか。

A

ギックリ腰とは急激に腰痛が起こる現象を言います。原因はいろいろあります。その原因を診断しないと適切な治療はできません。

そのためには、専門医の診断やレントゲンはもちろんのこと、ＭＲＩなどの検査も必要な場合もあります。また、入院をして検査が必要なこともあります。

日常生活でとくに大事なのは仕事をするときの姿勢や物を持つときの姿勢、長時間同じ姿勢をするときなどに注意しなければいけません。

鍼灸院では適切な診断や治療はできませんから、いくら通っても治らないと思います。早急に整形外科専門医を受診して下さい。

腰椎分離症

Q 3か月くらい前から腰がだるい感じがあり、5日前くらいから急に痛みが出てきました。そこでこれはおかしいと思い、整形外科に行ってみたら「第五腰椎分離症」と診断され、湿布とコルセットを着用しています。

運動は禁止と言われましたが、禁止しなくてはいけないでしょうか。また、この分離症は治りますか。

もうすぐ受験なので、体育を休むと成績が下がりそうで、あまり休みたくないのですが。教えて下さい。今も痛いです。

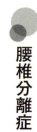

A　腰椎分離症は激しいスポーツをする青少年によく見られます。ということは、激しいスポーツによる腰椎（椎弓という部分）の疲労骨折もあると言われています。

もしこの疾患であるなら、骨折が治るまでは激しい運動はしないほうがいいです。体格の大きい人に多く、ＭＲＩやＣＴを撮ればはっきりします。

また、激しいスポーツをしないで腰椎分離症になっている方は、その多くは生まれつき（先天性）で、レントゲンを撮ればその区別がつきます。（ＭＲＩを撮れば、さらによくわかります）

後者の場合は一時的な腰痛です。例えて言うならば、足首を捻挫して、しばらくはテーピングをして動くことと同じです。あまり気にかけず、痛みに合わせてスポーツをするようにして下さい。

激しく運動をした後、痛みがひどいときはアイシングをします。また、お風呂に入った後に湿布をする程度でいいと思います。

後者ならば、体育はやってもいいでしょう。

股関節の痛み

Q

40代半ばになって右股関節に痛みが出てきました。その痛みが少しずつ増していています。お医者さんは股関節のでき具合が生まれつき浅いため、使っているうちに関節のすき間が無くなってきて痛みが出てきたと言っています。人工関節にするしかないとも言われました。

できれば人工関節にするのはできるだけ遅らせたいのですが、痛みはどうすることもできません。

人工関節にする時期はどのように考えたらいいのでしょうか。よろしくアドバイスをお願いします。

A

50代前半という働き盛りで変形性股関節症とは、人生の途上で大変悔しい思いをなさっていることでしょう。人工関節手術しか痛みを救う方法がないと言われたとのこと。

年齢的なことを考えると、とても残念です。（私も50歳代の前半の方の人工関節手術を何人かの方に行ったことはありますが、整形外科医として悔しい思いをしています）お調べになっていらっしゃるように、治療法の中で人工関節は最後の最後の手段と考えています。悪い関節を何とか工夫して、少しでも痛みを軽くするような方法がない場合にだけ人工関節を行います。

基本的に、人工関節を考える前にはつぎのようなことを行います。

1　日常生活を慎重にする

- 長時間、立ったり、長い間、歩かないように心がける
- 重い物を持って動かない
- 体重をコントロールする
- 杖を使用する
- 無理な肢位をとらない。ヨガなどをしない。
- 温めて関節を動かす（風呂上がりなど）。

2　薬、貼り薬を使う

3　リハビリをする

・股関節の筋肉を鍛える
・一日に何回も椅子に座って貧乏ゆすりをする

4　入院して足を引っ張る（牽引療法）

だいたい以上のことを行います。これで良くならないと、手術ということになります。

手術は人工関節以外ではつぎの方法が考えられています。
・関節の入っている穴（寛骨臼）を深くする
・関節の適合性を良くする――関節のすき間を広くする
このような手術さえできないほど傷んだ関節の場合、痛みを取るためには人工関節の手術しかないと考えます。

50歳代前半といえば、人工関節は悪いことではありませんが、少し厳しいと思います。外国では20歳前後でも人工関節をしていることもあるようですが、だからといって、若い方にお勧めはできません。

人工関節手術は例えて言えば、虫歯を抜いて入れ歯にするようなものですから、よくよく納得していただかないとできません。入れ歯は何年経っても本物の歯にはなりませんし、人工関節も同じです。

そして、つぎのようなデメリットがあります。

- 何年か後に再手術が必要な場合があります。
- 2回目、3回目と手術はできますが、人工関節を受け入れるあなたの骨の状況は、だんだんと条件が悪くなります（弱くなります）。
- 人工のものですから、関節の動きは以前と同じようにはなりません。正座はできますが、あぐらはできません。

いずれにしろ、痛みはすぐに取れますから、その点では優れた治療法です。問題は人工関節がどのくらい長期間持つかです。

アドバイスとしては、

○関節の現在の傷み具合
○痛みの現状
○日常生活の具合

などによって、人工関節にするかどうかを決められてはどうでしょうか。

腰椎すべり症

Q

腰椎すべり症のことでお伺いします。

先日、腰椎のレントゲンを撮ったのですが、横からの写真を見て医師に「10～15年したら、腰椎がすべってくる。今はその前段階にある」と言われました。「関節が柔らかいため、女性にはよくある症状で、すべるのは止められない」とのことでした。10年と言えば、そう遠くない将来ですし、すべっていくのを止められないと聞き、ショックで落ち込んでいます。

そこで、3点ほど、お伺いしたいと思います。

1　このような前段階になってしまった原因はどのようなことが考えられますか。

2　年齢的に見て、この症状は早くないでしょうか。

3　日常生活での注意点や予防法（一番知りたいです）があれば教えて下さい。

どうぞよろしくお願い致します。

A

腰椎すべり症の主な原因は二つに分けられます。

1 脊椎分離症を伴うすべり症（分離すべり症）

2 椎間板や椎間関節（脊椎の骨と骨とを連結しているつなぎ目）など、可動部分の変性（簡単に言えば、使い古し、あるいは加齢による）によるもの（変性すべり症）

しかし、脊椎分離症があるから、椎間板ヘルニアがあるからといって、全部の人が将来、すべって行くとはいえません。ごくごくわずかな人がすべり症になるだけです。

従って、ここでお問い合わせのあった30代前半の女性の方のレントゲンを診て、将来、すべって行くというのは私は予想できません。

後者の変性すべり症は女性に多く、ホルモンと関係しているのではないかという説もあります。

今から心配される必要はまったくありません。

人工股関節の材質

Q 人工股関節の手術を受けた友だちがいますが、彼はその材質はチタンだと言っていて、それが今はいちばんいいと語っていました。竜操整形では何を使っていますか。手術の紹介では「骨頭部分はセラミック」とありました。セラミックとチタンは同じものですか。よくわからないのでお教え下さい。

A 整形外科で使用しているチタンは金属です。（詳しくはチタンを主とした合金です）

体の中に金属を入れると、拒否反応を起こして金属の周りの骨が弱くなります。チタンは金属の中でもこの拒否反応が比較的軽いものです。

一方、セラミックは茶碗などの陶器を基に発展させたものです。非常に堅いですが、もろいという性質があります。

人工関節は摩擦が少なく、円滑に動かないといけません。そのため、球状の形態で動くのが一番合理的です。そして、球の表面はできるだけ摩擦が少ないだけでなく、摩耗もないものが必要です。この球の条件に合うものは、もろいが堅いセラミックが適しています。この球をチタンで作ると、瞬く間に摩耗してしまいます。

また、人工関節の骨の中に挿し込む部分は、骨との拒否反応が少なくて丈夫なものでなくてはいけません。拒否反応の点から言えば挿し込む部分もセラミックがいいのですが、強度が足りないのでこの部分は金属にならざるを得ません。このため、今のところはチタン合金がもっとも優れています。

膝の痛み

Q　膝の痛みに悩んでいます。スポーツは月に2試合ぐらい、練習は週に1回ぐらいサッカーをやっています。

2か月ほど前、練習の翌日に朝、膝が痛くて目が覚めました。前日の練習で膝を傷めた感じはしませんでしたが、膝の内側（右足）に痛みがあり、走ることは問題ないのですが、膝を内側に曲げる動作、蹴る動作で言うとインサイドキックをすると一瞬、激痛が走ります。そのため、強く蹴れない状態です。

逆の足は以前、内側側副靭帯損傷を2回やっていますが、完治をしないまま、痛みも抱えたままの状態です。

靭帯をやった方の足は痛みがあって理解できるのですが、逆の足はまったく痛みの原因がわかりません。今、現在、左右とも同じ痛みがあります。

私の足はO脚で靴底は外側後方がすり減ります。痛みが出てから2か月が経ちますが、痛みが引きません。靭帯をやった方は後遺症だと思っていましたが、今回も前と同じなのでしょうか。

よろしくお願いします。

A

週1回のサッカー練習は健康に非常にいいことだと思います。

以前、左膝の内側側副靭帯損傷を2回やったとのこと。右膝の痛みも左膝をケガしたときと同じ感じ（痛み、動き具合、屈伸時の痛み、足の位置・向きによる痛みなど）でしょうか。

膝が完全に伸びるでしょうか。完全に伸びないようでしたら、半月板由来の痛みのように思います。

膝の内側を押してみて、関節のすき間（膝を動かしてみると骨と骨との間が少し開いているのがわかります）に圧痛があるなら半月板由来、少し離れた位置（多くは少し高い位置）ならば内側側副靭帯性のものでしょう。靭帯の損傷ではなく、炎症（使い過ぎ）によっても痛みは起こります。

整形外科を受診して下さい。

半月板損傷

Q

2か月ほど前から通院していましたが、病状が良くならないのでMRIを撮ったところ、半月板損傷と診断され、「手術をして内視鏡で削る人もいる」と言われました。

職人をしているので、仕事での動きは普通の人よりはハードだと思います。手術をすれば以前のように戻るでしょうか。

また、手術での入院、安静期間など、どの程度なのでしょうか。

A

半月板の傷んだ範囲と切除の大きさにもよりますが、2～3日間の安静、できれば抜糸まで1週間程度でいいと思います。半月板の傷んだところを切除しますから、おできなどを切ってすぐに良くなるようなわけにはいきません。

半月板が傷んだまま膝を使っていたので、関節軟骨（すれ合う軟骨）に傷が軽く入っているでしょうし、あるいはケガのときに関節軟骨に傷が入ったかもしれません。また、ケガによって関節炎が起こっていたかもしれません。

内視鏡で悪いところを削って、ただちにスッキリ良くなることは期待しないほうがいいと思います。リハビリをしたり、しばらくは無理なこと（しゃがんだり、長い間立っていたり、長距離を歩いたりすること）はしないことです。

傷んだ半月板のままでいると関節炎がひどくなります。手術後、リハビリをしていれば必ず良くなります。なお半月板の損傷が少し大きいときはそこを縫い合せます。

分裂膝蓋骨

Q

高校生です。現在、運動部で活動をしています。昨年の6月に膝の痛みがあり、病院で診察を受けた結果、有痛性分裂膝蓋骨と言われました。

太もものストレッチ、練習後のアイシング、温熱療法、痛み止めの薬（モービック）、テーピングなどを組み合わせながら部活動を行っています。

今後、大学に行っても部活動を続けていきたいと思っていますが、手術で皿の部分を取り除くと痛みがなくなると聞きました。

どのような手術で、術後、痛みは完全に取り除かれるのか、教えていただきたいと思います。

なお、分裂は両膝に認められますが、痛みは右膝だけです。

A

分裂膝蓋骨は通常1個の骨化核から生じますが、ときに2個以上の骨化核があり、癒合が妨げられて分裂膝蓋骨になっています。

その多くは治療の必要はありませんが、スポーツで痛みが出るのであれば、痛みが出るスポーツの制限、膝の運動訓練、膝屈筋のストレッチ、膝蓋骨サポーターを使用するのもいいでしょう。

また、それらは上外側の小さな骨片が小さいとこれであることが多く、その骨片がグラグラ動いているような場合、この骨片を完全に切除することもありますし、骨をくっつける手術をすることもあります。その後、痛みは取れます。

膝蓋骨脱臼(手術後)

Q

中学生のとき、両方の膝蓋骨が脱臼して両膝蓋骨脱臼と診断され、内視鏡の手術をしました。その後、脱臼を繰り返さないようにと片足ずつ手術をしました。手術後、1日に1回程度、膝の下の外側の筋肉が突然、ピクンと縮まるような感じが続いています。そのときは膝が曲げられなくなって、また脱臼するのではないかと不安になります。足を真っ直ぐにして、5分ほど休むと違和感は無くなります。

高校生になって、受診したときには「手術したから、膝蓋骨が戻ろうとしている。心配ない」と言われましたが、その状態が5年も続いていますし、脱臼しそうな感じがするので恐いです。でも痛みはないので受診していません。

また、その他にも、膝を曲げて階段を登るときにゴリゴリと音がして気になっています。19歳のときに1回、左を亜脱臼しています。このとき、医者に言えば良かったのですが、頭が一杯で言い忘れてしまいました。

A

問題は膝蓋骨の脱臼感（恐ろしさ）とゴリゴリ音がすることのようです。

脱臼感はできるだけ膝を少し曲げて「く」の字の状態にしないことです。また、膝をピンと伸ばして力を入れる訓練（病院で習っていると思います）を毎日して下さい。

ゴリゴリ音がするのは膝蓋骨がすれる音か、半月板からのものでしょう。いずれにしても、整形外科を受診して下さい。関節鏡検査が必要のように思います。

鵞足炎《がそくえん》

Q

去年の冬から夜、寝ているときに急に右膝の関節（右横）が針かキリで刺し込んだようなひどい痛みがあり、足全体が硬直して動かすととても痛いのですが、無理をして少しでも動かすと自然に治っていきます、

最近ではすっかり睡眠不足になり、昼はまったくそのようなことはないのですが、病院に行ってもレントゲンでは異常なしの判断です。ただ、接骨院では鵞足炎ではないかと言われました。

足の大きな３本の筋肉が交差しているところが炎症を起こしているそうですが、どんな病気か教えて下さい。

A

膝関節を曲げる筋肉のうち、大腿（もも）の後の内側半分の筋肉が膝のところで後から前に回って膝蓋骨（お皿の骨）の下方で脛骨（すねの骨）に付着しています。その付着しているところが少し幅広く、薄くスジのようになっています（支帯と

言います）。そこのところ（薄いところ）を鵞足と言います。お皿の骨の下4㎝くらいのところに飛び出した骨の突起がありますが、その内側あたりです。

そこに小さな袋があって、使い過ぎるとそこに炎症が起こって痛くなります。膝の下、内側の圧痛が特徴で、リハビリをしたり、注射をすれば良くなります。

この鵞足炎は中学・高校の女子のバスケットボールやバレーボールをやる子に多く見られます。サイドステップやカッティング動作の繰り返しによって起こることが多いからです。

質問をされた方は年齢的に鵞足炎ではなさそうです。夜、寝るときに痛いということは、膝をピンと伸ばすことによって傷むと思われます。そのため、膝半月板損傷や内側側副靭帯炎、変形性膝関節症などが考えられます。整形外科を受診して下さい。

臼蓋《きゅうがい》形成不全

Q

私は小学生の頃からバレーボールをやっています。現在、20代前半の女性です。半月板摘出手術（左）も最近、2回ほど行っています。

一昨年くらいから肩痛・腰痛と股関節の痛みが出てきて、整形外科でレントゲンを撮ってもらった結果、ルーズショルダーと臼蓋形成不全と診断されました。

腰痛は臼蓋形成不全が原因ということでしたが、最近、毎日、腰痛が辛くて痛みが和らぐ方法はないかと考えています。

股関節周りの筋肉を鍛える方法以外に何かありませんか。

A

腰痛は股関節と関係がある場合と無関係な場合とありますので、たびたび診察を受けて的確な治療を受けて下さい。

臼蓋形成不全が原因ならば、運動療法（股関節周辺の筋力強化）と鎮痛剤でしょう。もう一つは、しばらく安静にすることです。動き回ってはいけません。

あまりに痛いときは、牽引療法といって、足を引っ張る方法もあります。

主治医とよく相談して下さい。

前距腓靭帯断裂《ぜんきょひじんたいだんれつ》

Q

私は高校生でハンドボールをしています。先日、練習試合中に左側にいる相手を抜こうとしたときに、足をあまり出していない（左に踏み出した歩幅が小さかった）のに体だけが左に行ってしまい、左足の足首が外側にくるぶしが床に着くかと思うぐらい曲がってしまいました。あまりに痛くて、自分では歩けませんでした。

ひどい捻挫かなと思って病院に行って診断を受けると、前距腓靭帯断裂と言われました。今はギプスで固定していて、2～3週間後には装具にすると言われました。

今は走り込みの時期で、すぐには無理でも早く練習に参加をしないと他の部員に迷惑をかけてしまいます。もうすぐ遠征や練習試合も増えてきます。

装具にしてからどれくらいで完全に動けるようになるでしょうか。完治するにはどのくらいかかるでしょうか。

今は松葉杖を使っていますが、ギプスの底にヒールが付いているので杖を使わずに歩いてしまいます。やはり松葉杖を使ったほうがいいのでしょうか。

一日でも早く、復帰したいです。

A

「足首の捻挫は骨折よりも治りにくい」という格言もあります。関節は上下の骨をつないでいる関節包（袋）と靭帯（スジ）によって支えられて動くようになっています。

関節包と靭帯は、関節が動くときに変な方向に動かないように支える役目をしています。例えば、指の関節は曲げる、伸ばす運動はできますが、横ぶれの運動はできません。この横ぶれという異常運動を行わせないように関節はできています。

それが突き指などで（指の場合）横ぶれの力が働くと、関節の袋やすじが切れてしまいます。そのため、捻挫の治療はこの切れた関節の袋やすじが充分にくっつくまで関節を動かしてはいけません。

充分にくっつかないうちに関節を動かす（ギプスを早く取る）と切れた靭帯がゆるく（伸びたまま）くっつき、後で関節がゆるくなります。専門的な言葉で言うと、関節に異常可動性、不安定性が残ります。このようになってしまうと、将来的に外傷性関節炎になることもあります。

では、そうならないために、どれくらいの期間、ギプスを巻いておけばいいかというと、靭帯の切れ具合にもよりますが、だいたい3～6週間の固定が必要です。

また、ギプスを取ったからといってすぐに走れるものでもありません。切れた靭帯がくっついて固くなり、さらに弾力性が回復するまでは関節を保護しなければいけません。そのためには装具が3か月は必要です。

だいたいの目安として、切れたところを押さえても痛みがなくなるまで、または腫れが取れるまでは装具が必要です。

ギプスにヒールが付いていれば、痛みがない場合はいくら歩いてもいいと思います。アスリートならば、ケガをしていない足や手（上肢）を鍛えたり、腹筋などの訓練も効果があります。松葉杖がなくても歩けるようだったら使わなくてよいと思います。

膝の水

Q 30代で週に5日、ボクシングをしています。2週間ほど前から膝の調子がおかしく、病院で診察をしてもらうと水が溜まっていると言われました。

レントゲンには異常は見当たらず、足を動かしても痛みもありません。ＭＲＩは撮りませんでしたが、水は抜いてもらいました。１週間はボクシングは禁止と言われましたので練習は休み、その後、再開しました。

しかし、また水が溜まるのではないかと不安です。まだ少し、膝に違和感があります。自分で水が溜まっているのがわかる方法はないでしょうか。１週間で治るものなのでしょうか。どうして膝に水が溜まるのでしょうか。

A 膝の水は関節を動かすのに、あるいは関節軟骨の栄養のために必ず必要なものです。従って、誰にでも少量の水（関節液2～3ml）は必ずあります。そして、軟骨の栄養のためにこの水はいつも入れ替わっています。

水が溜まるというのは、一定量以上、多く分泌されるか、吸収が悪いのか、あるいは両方のいずれかだと考えられます。若い方の多くは分泌される量が増えるからだと思います。

では、なぜ増えるのでしょうか。関節液を作るのは関節の内側（靭帯にも少量ありますが）にある滑液《かつえき》という組織です。この滑膜が旺盛に活動すると水がたくさん出てきます。

その理由はつぎのようなものです。

①炎症――病原菌が関節の中に入った細菌性のもの、何かの物理的刺激＝関節の中の半月板の損傷による物理的、化学的刺激（軟骨に傷が入ることで何かの物質が出て刺激します）

②滑膜の病気

以上が考えられます。30代でボクシングをやっているということですので、足をよく使っていると思います。うさぎ跳びなどの訓練がトレーニングのメニューに入っていませんか。うさぎ跳びは膝のためによくありません。膝に水が貯ってくれば痛くてはれてきますし、膝の曲がりが悪くなります。

病院で膝を鍛えるリハビリを教えてもらって下さい。また水が溜まるようでしたら、MRIを撮るか、膝関節鏡で病気（関節水腫）の原因を診断してもらうといいでしょう。1週間で治るかどうかは、原因によります。

内反膝《ないはんしつ》

Q

治療法についてお聞きしたいと思います。骨切り以外の治療法はありますでしょうか。エステサロンでバンテージを両足に強く巻き、空気圧を30分かけるものを勧められました。効果はあるでしょうか。

また、内反膝が原因で高齢になってから膝などが痛むことはありますか。

A

立ったり歩いたりするときに、人間の体重はももの付け根（大腿骨頭中心）から足首の関節の真ん中を通る線上にかかります。

日本人の膝は大部分の方が内反膝（いわゆるがに股）になっています。そのため、立ったり歩いたりするときには、体重は膝の内側寄りにかかってきて、膝の内側が外側よりも傷み方がひどくなりがちです。その結果、内反膝の人は内側型変形性膝関節症になりやすいです。

しかし、だからといって、全員が膝の痛みを訴えるわけではありません。関節の中の傷み具合や膝の使い方によって痛みが出てきます。

痛みを防ぐにはつぎのような方法があります。
1　膝の筋肉を鍛える（膝に力を入れて伸ばす運動など）
2　内反膝を矯正する（多くは靴底に足の外側を高くした足底板を履く）
以上のようなものがあります。しかし、年齢が若い方ならば、それほど気にしないでスポーツや生活を楽しんで下さい。

そして、痛みが出てきたときに対処すればいいと思います。方法としては、つぎのものがあります。

膝を伸ばす（運動）
②体重をコントロールする（歩くたびに膝には体重の3〜5倍の力が加わると言われています）
③正座は避ける
④うさぎ跳びのような無理なことはしない
このようなことを心がければいいでしょう。ご指摘の方法は何の効果もありません。

高齢になって内反膝の方は変形関節症になる可能性はありますが、内反膝の方が全員、膝が痛いわけではありません。

外反母趾《がいはんぼし》の手術

Q

中学生の頃から外反母趾に悩まされています。原因は足に合わない靴を履き続けたことではないかと思います。

今までいくつかの治療を試みましたが、仕事上、差し支えがあるので手術をしたいと思うようになりました。角度もかなりあり、見ただけですぐに外反母趾だとわかります。手術をされたことがありましたら、治療方法、入院期間など教えていただけないでしょうか。

A

多くは骨切り術を行います。ひどい場合は同時に腱とか靭帯も手術することがあります。足は体重をかけて歩きますので、骨切りをしても骨がくっつくまで約6週間かかります。

6週間入院する必要はありませんが、抜糸ぐらいまでは入院したほうがいいと思います。

アキレス腱炎

Q

私は医療関係の仕事をしていますが、アキレス腱炎で自分が勤めている病院の整形外科にかかっています。しかし、なかなか症状が改善せず、とても不安になっています。

職業柄、立ち仕事が多く、一日中、歩き回っているため足を休めることができず、治りが遅くなっていると思っています。

数日前、受診したときにもう少し様子を見て治らなければブロックをしようと言われました。現在はモビラート軟膏を塗布後、アドフィードを上から貼付しています。固定などはしていません。

症状としては、発症時は正座をしたり、背伸びをしたときにアキレス腱の疼痛がありました。今は歩行時やそれ以外でもアキレス腱の小指側（左足）が痛みます。

他に治療方法はないでしょうか。

A

アキレス腱に異常なストレスがかかるために起きていると思います。お風呂に入ったとき、丹念にマッサージをして足首を他動的に（自分で）最大限に背屈、底屈を繰り返してみて下さい。

また、テレビを観ながらでも足首を動かす練習をしてみて下さい。

頑固なようでしたら、ステロイドと局麻剤を局注してはどうでしょうか。ただ、たびたびこれを打つと特発性断裂を起こすことがありますので要注意です。

下腿の骨折

Q

外国に在住しています。10代の息子がサッカーの試合中に右足の脛骨《けいこつ》と腓骨《ひこつ》を骨折しました。当地の病院で手術して、ロッドとねじで骨折部分を固定しました。医者に聞いたところ、ロッドとねじは入れっぱなしで除去はしないそうです。日本では一定期間後に除去するのが一般的なようですが、一生、入れて置いて何か不都合は起きないものでしょうか。

教えていただいたらうれしく思います。

A

医療費の関係（高額なため）もあって、欧米では抜釘はしないようです。

体の中に入った金属は何年経っても自分の骨にはなりません。レントゲン上、何も起きていないように見えても金属のイオンが体中に流れます。これらが何か体に悪い影響を与えるかもしれません。ＭＲＩの撮影の邪魔にもなります。

骨の弾性と金属の弾性は異なります。このため金属の疲労骨折が起きるかもしれません。また、これらが原因で未知の病気の誘因となるかもわかりません。

まだ若いのですから、できれば取ったほうがいいと思います。

第5章

予防法とリハビリテーション

家庭でできるリハビリ――肩の体操

家庭でできるリハビリを紹介したいと思います。最初は肩の体操です。関節は痛みがあると動かしにくくなってきます。そのため、痛みが強い時期には無理に動かしてはいけませんが、痛みが和らいできたら少しずつ動かしていき、動く範囲を広げていくといいでしょう。

それぞれの運動はイラストを参考にして行いましょう。

①振り子運動

前かがみの姿勢で腕を下に垂らします。反対側の手は机の上で少し支えます。このとき、できるだけ力は抜いて下さい。

痛みがなければ、軽く腕を前後左右に振ります（力は抜いたままです）。

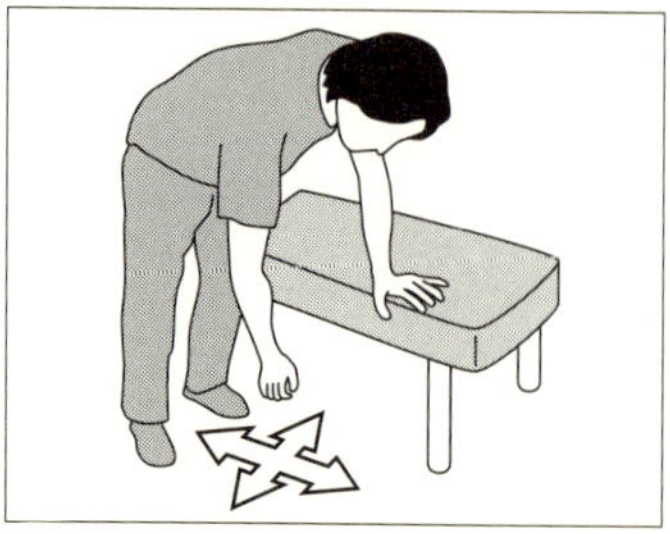

②上肢挙上運動

痛いほうの腕を痛くないほうの腕で持ち、引っ張りながら上に挙げていきます。

そして、そのまま頭のほうに倒していきます。

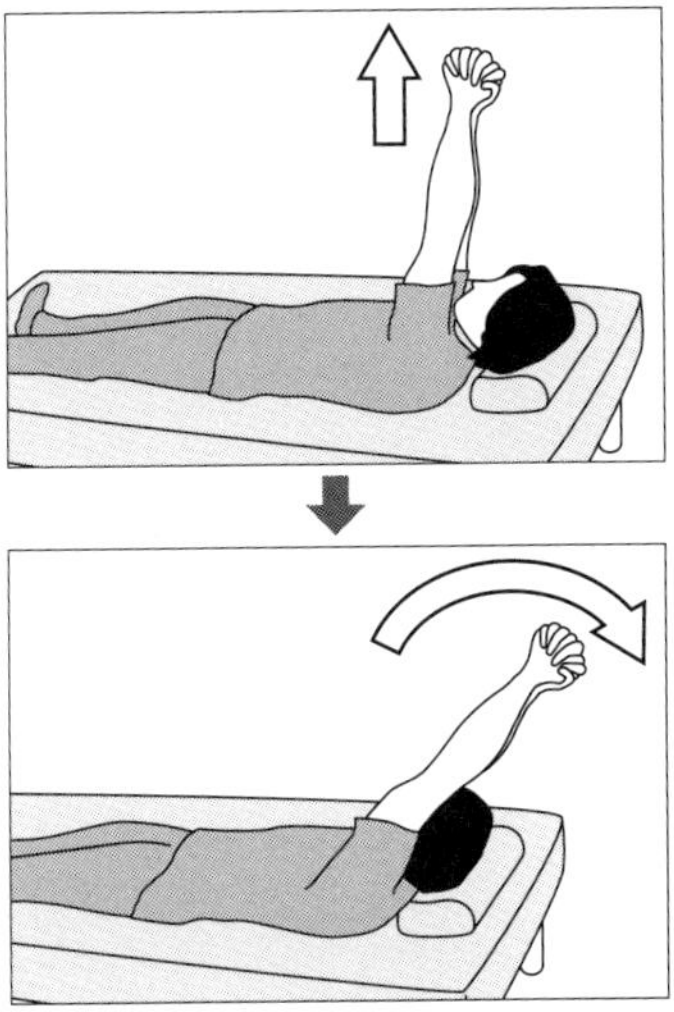

③肩甲骨の運動

肩をすくめながら上にあげ、そのまま下ろします。

また、体を丸めたり、胸を張るようにして肩甲骨を動かします。

これを繰り返します。

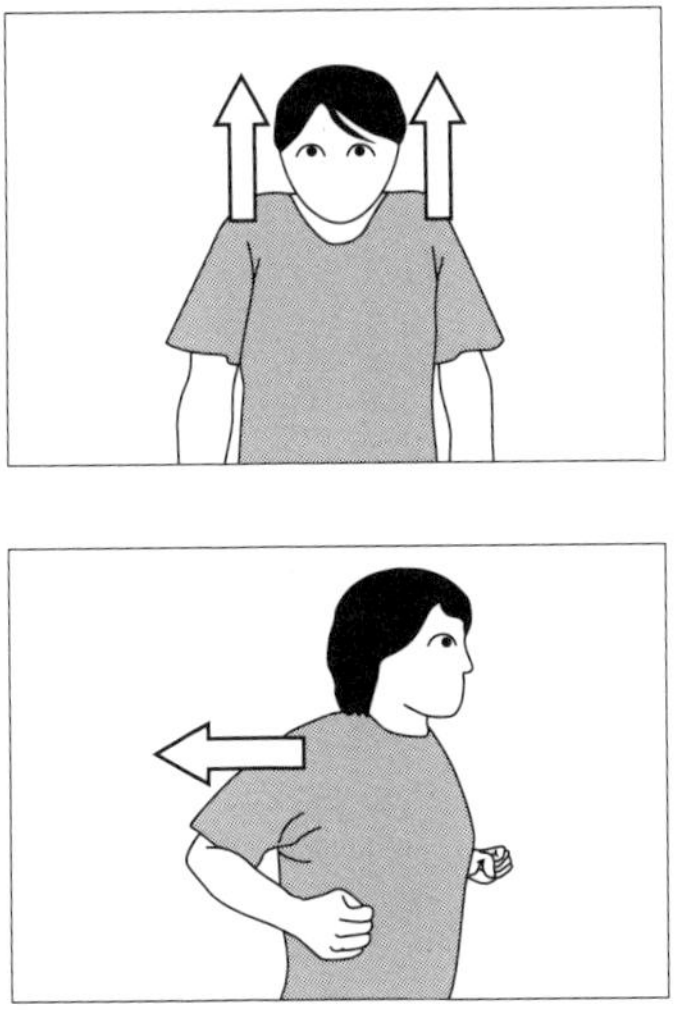

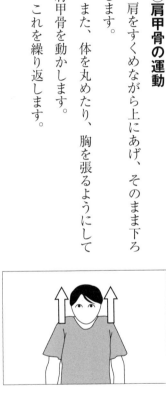

④うちわ扇ぎ運動（腱板訓練）

机を前にして座ります。そして、机の上に肘を置き、そこを支点にして手を軽く内、外に動かします。

そのとき、肘が肩より前の位置になるようにして下さい。

イラストのように雑巾の上に手を乗せて行うとやりやすいです。

＊注意点

痛みが出たり、強くなるようなときは運動を中止して下さい。

無理は禁物です。

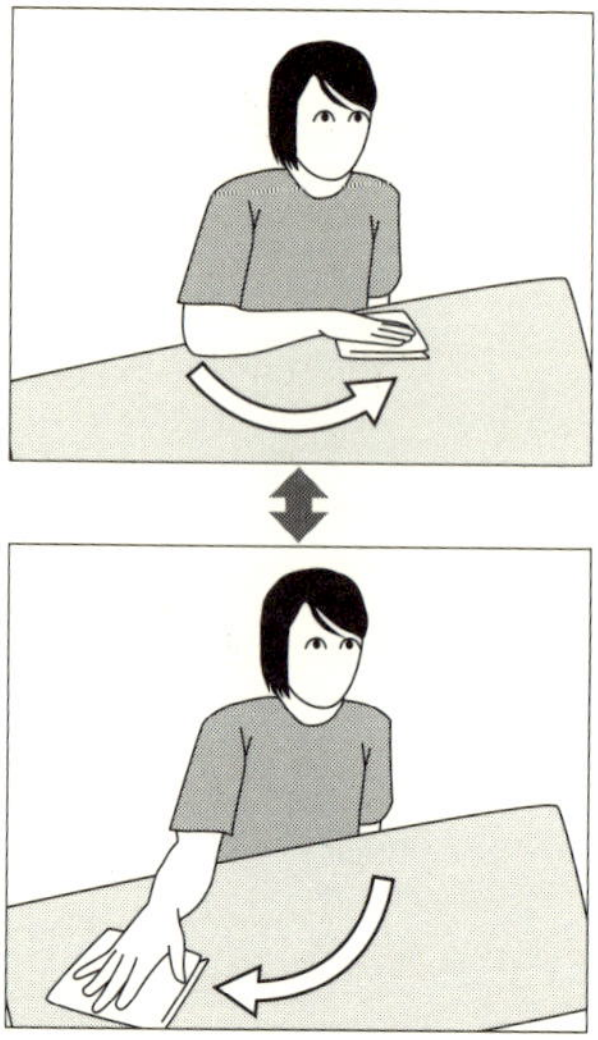

肩こり体操

肩こりの原因は様々ですが、最大の原因は姿勢です。

姿勢が悪いと首や肩にかかる力が大きくなり、筋肉に負担がかかって肩こりを起こします。

また、その他にも心配事やストレス、内臓の病気が原因で肩こりが起こることもあります。ひどい肩こりの場合、心臓（心筋梗塞）・肺ガンなども発症していることもあります。

肩が凝ったと思うときは、つぎのような運動をするといいでしょう。

①お祈り

手を胸の前で合わせ、肘をできるだけ左右に張ります。そして、息を吐きながら手のひらを押しつけ、背中を丸めます。

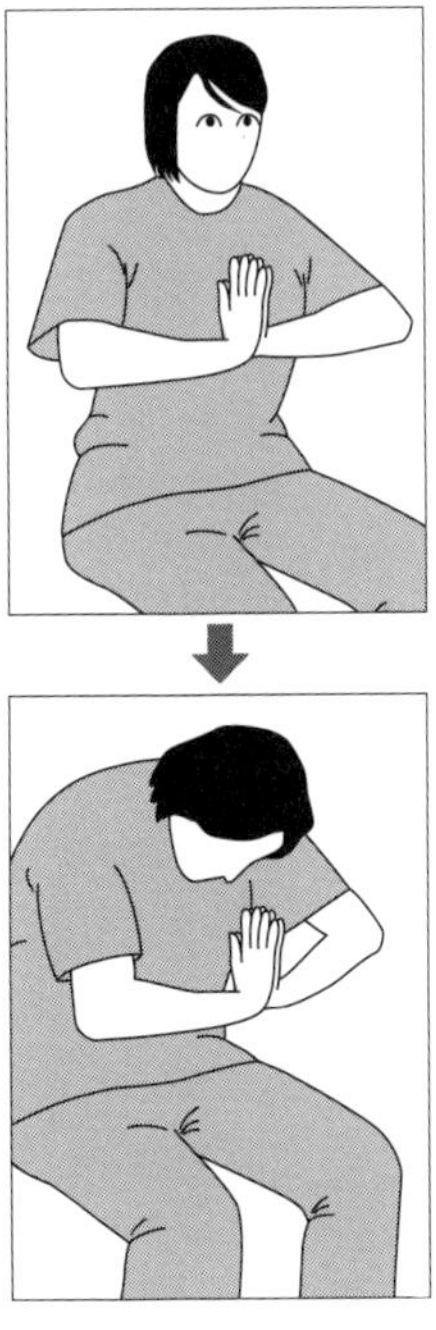

肩甲骨についている背中の筋を伸ばし、胸や腕、手首の筋力をつけます。

②肘伸ばし・手のひら圧迫

両手を組んで肘を伸ばします。前かがみになりながら、両手のひらを5秒間、強く圧迫します。

その後、背筋を伸ばし、手のひらを3秒間、ゆるめます。この運動を繰り返します。

両腕、肩の筋を伸ばして肩の動きを良くし、指先の血行も良くします。

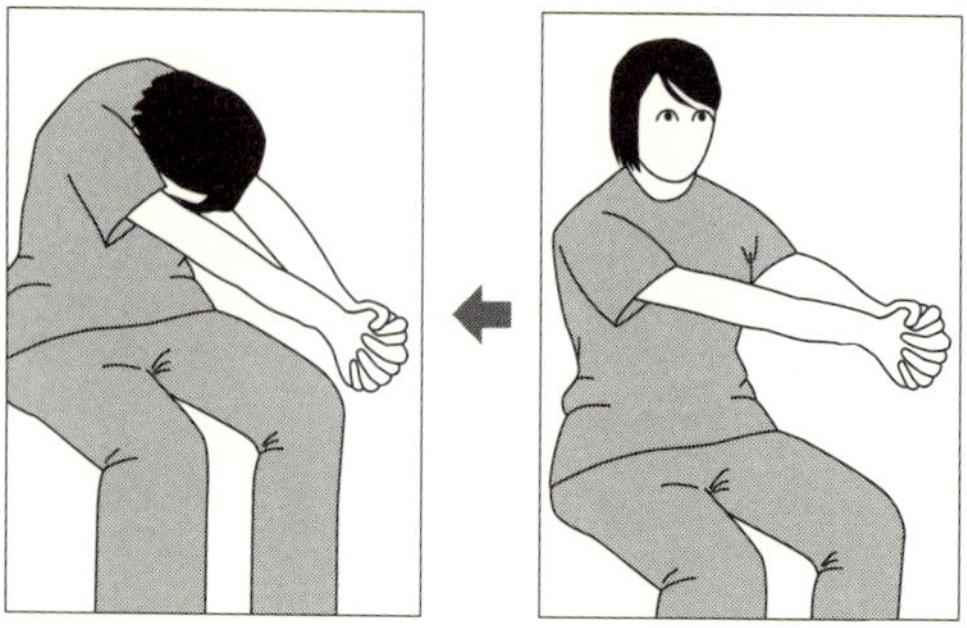

③側頭押さえ、おでこ押さえ、後頭押さえ

a．側頭押さえ

側頭部に手を当てて首と手に力を入れて押します。

左右交互に繰り返します。

b．おでこ押さえ

両手を組んでおでこに置き、息を吐きながら首と両手に力を入れておでこを押し戻すようにします。

5秒間、力を入れ、2秒間、休む運動を繰り返します。

c．後頭押さえ

後頭部で手を組み、手に力を加えながら頭をそらすようにします。

首周りの筋肉をつけ、血行を良くします。

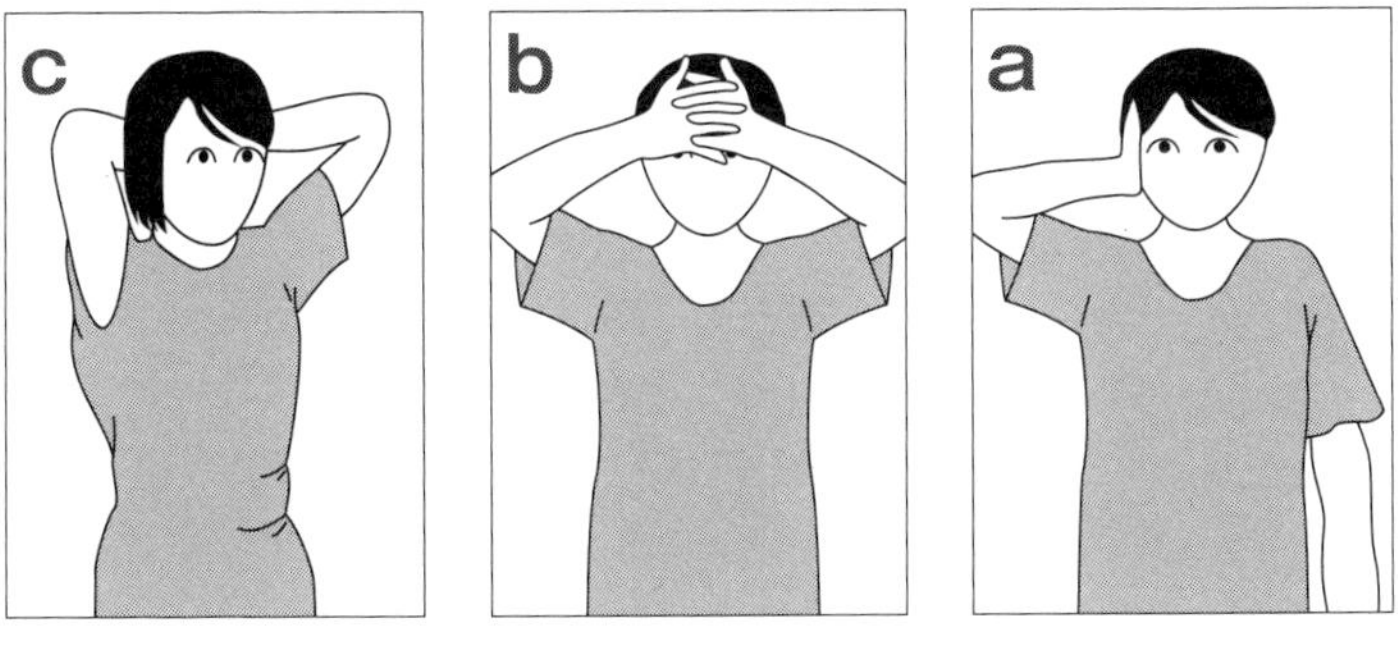

④肩すくめ、胸張り・胸すくめ

a．肩すくめ

息を吸いながらできるだけゆっくりと肩をすくめ、息を吐きながらゆっくりと肩を下ろします。

b．胸張り・胸すくめ

息を吸いながらゆっくりと胸を張り、息を吐きながらゆっくりと胸をすくめます。

首や肩、腕の筋肉に弾力性を与え、肩関節の動きを良くします。

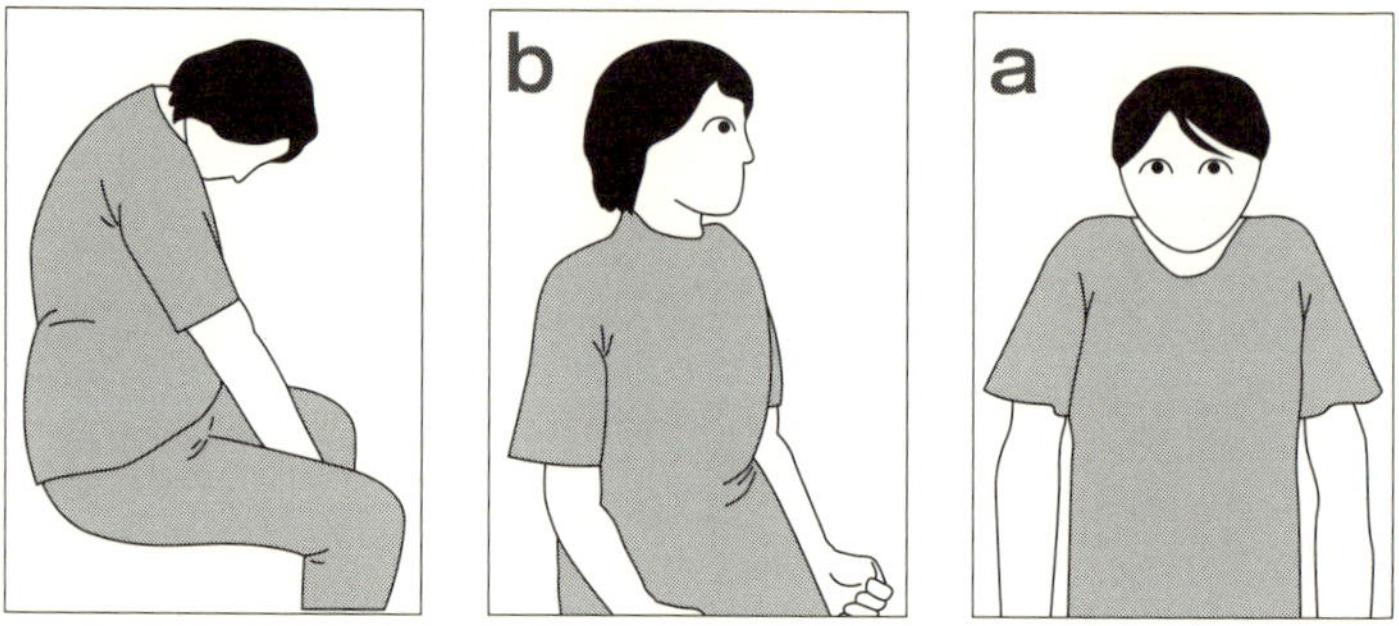

家庭でできるリハビリ――膝の筋力強化

今度は家庭でできるリハビリとして、膝の筋力強化について紹介します。膝に痛みが出てくると、膝の周りの筋力低下が起こり、膝にかかる負担が大きくなってきます。

そのようなときには、膝の体操を行い、筋肉を鍛えて膝にかかる負担を軽くしましょう。

①膝に力を入れる体操（setting exercise）

寝た姿勢か座った姿勢で、膝の下に枕を入れます。膝に力を入れて（枕に膝を押しつけるようにして）、真っ直ぐに伸ばします。

ゆっくり五つ、数えます。

その際は、つま先は自分のほうに向けます。

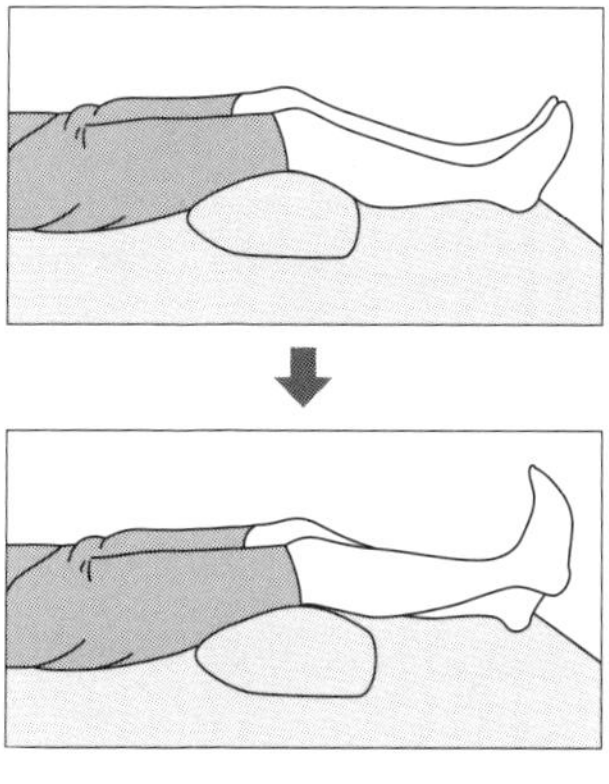

②足を上げる体操（下肢挙上訓練・SLR）

寝た姿勢で片膝を立て、反対の伸ばした足をかかとを20㎝～30㎝ぐらい持ち上げたまま、ゆっくり五つ数えます（腰に負担がかからないように片膝は立てて行って下さい）。

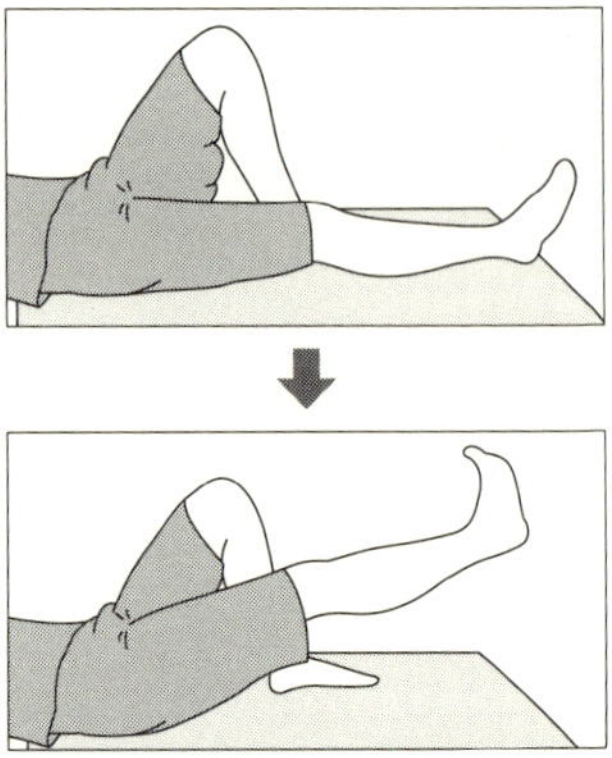

③膝を伸ばす体操（PRE）

椅子やベッドに座った姿勢から椅子やベッドの端を持ち、片足ずつ交互に膝を伸ばします。そして、伸ばしたまま、五つ数えます。

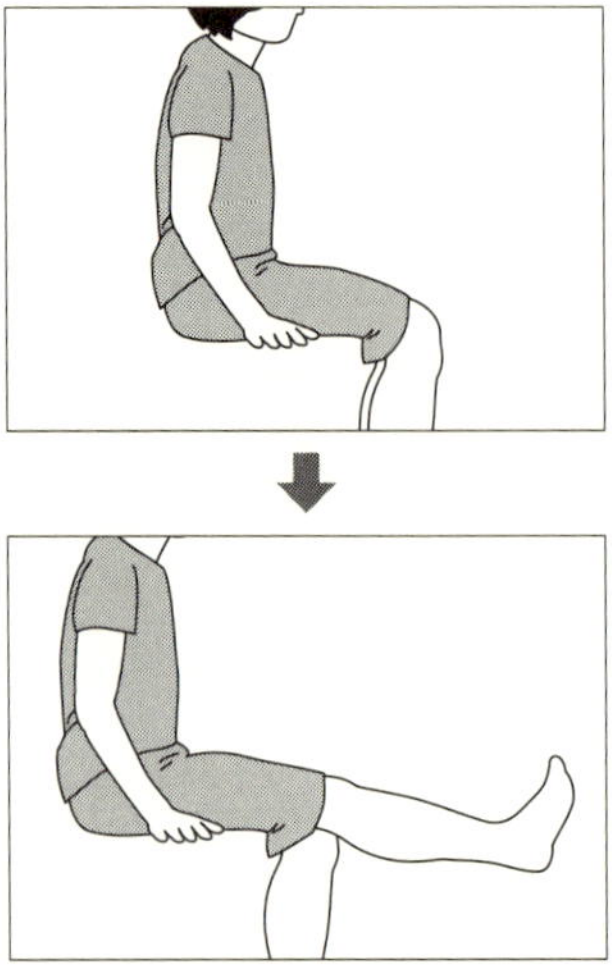

＊注意点

痛みが出たり、強くなったりするときは、運動を中止して下さい。

やってはいけない姿勢――膝痛

膝の関節は体重を支えながら曲げ伸ばしをする関節ですので、日常生活の中で繰り返しストレスが加わり、関節軟骨を傷めたり、変形をきたしやすくなります。

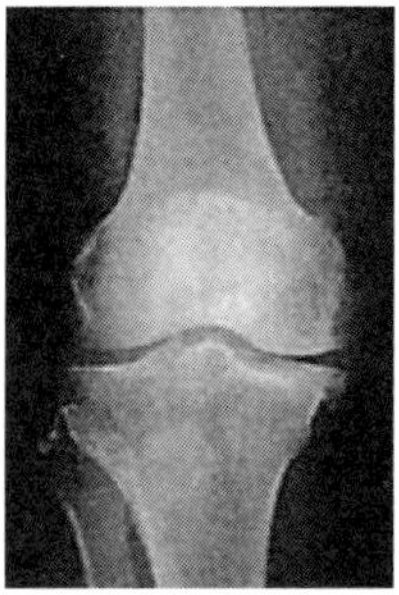

変形性膝関節症

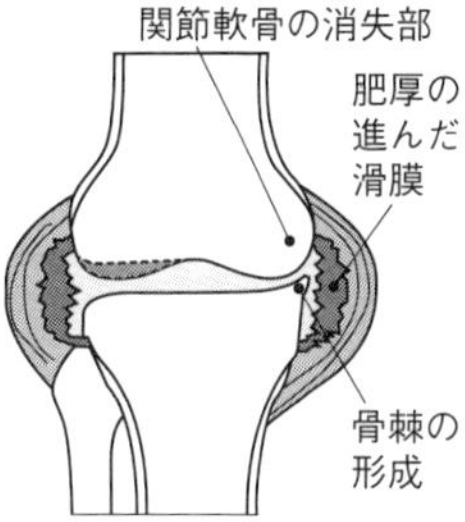

また、角度や荷重のかかり方によっては体重の何倍もの負担がかかるようになります。

例えば、椅子から立ち上がるときは体重の約２・５倍、歩くときは約４倍、階段の上りは約４・５倍、下りるときは約５倍（参考値）と言われています。

さらに、立つときに片足に体重を乗せたり、歩くときに足の小指側に荷重が流れる癖がある場合も、膝関節の内側に負担が集中します。

膝関節に負担がかかりやすい日常生活の動作には、つぎのようなものがあります。

■長時間立っている
■重いものを持つ（体重が増える）
■長距離を歩く
■階段（坂道）の上り下り
■正座、しゃがみ込む、和式トイレ

このような動作は痛みの原因になることもあります。

★階段では手すりを使用する
★長時間、しゃがまない
★重いものを持たない

日常生活では膝に負担のかからない動作を選んで下さい。

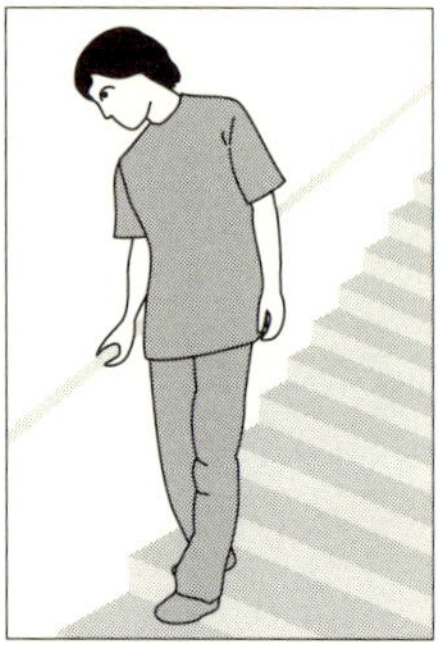
階段では手すりを使用

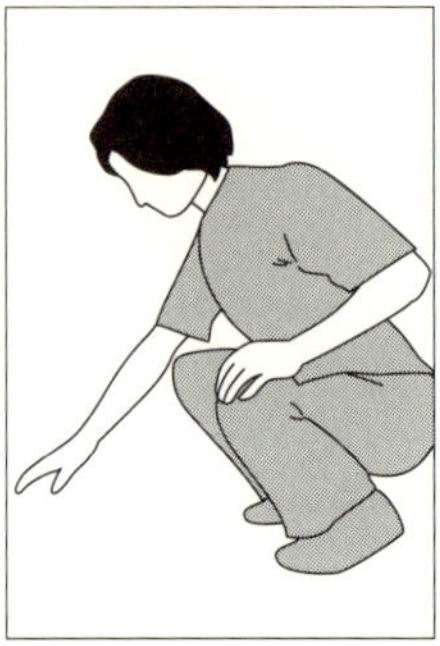
長時間しゃがまない

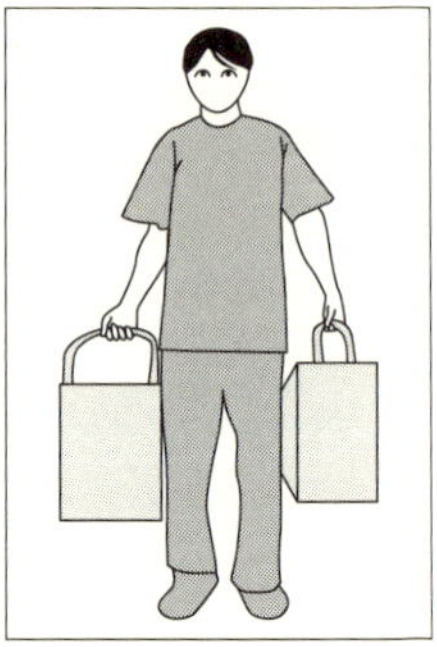
重いものを持たない

家庭でできるリハビリ――腰の体操

姿勢と腰痛との関係には深いつながりがあります。姿勢が悪いために腰に負担がかかり、痛みが起こる場合が少なくありません。

体操は正しい姿勢を取れるようにして、腰にかかる負担を少なくする目的で行います。痛みが強いときに無理に行うのは禁止ですが、痛みが和らいできたなら少しずつ動かして動く範囲を広げていきましょう。

それでは三つの体操を紹介します。

①腹筋強化

・仰向けで寝て、やや両膝を曲げます。両手は太ももの上に置きます。

・おへそを見る感じで体を起こします。（軽く）

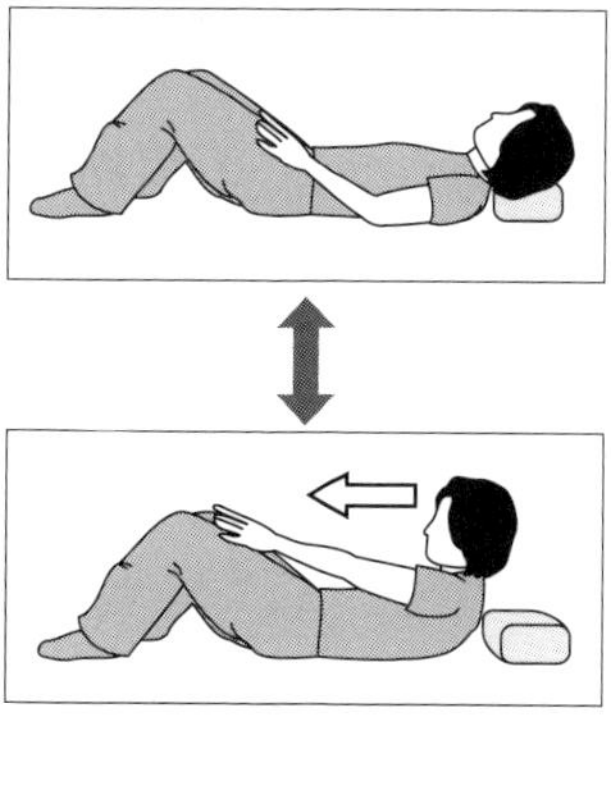

②姿勢の矯正（腹筋とお尻の筋肉）

・仰向けで寝て両膝を曲げます。両手は腰の下に入れます。（ウエストの辺り）

・腹筋とお尻に力を入れ、お尻を矢印のように傾けます。（腰は手から離れないようにして下さい）

③腰のストレッチ（腰から背中にかけて）

・仰向けで寝て両膝を曲げます。両手で両膝を抱え込みます。

・膝が脇の下に来るように両足を引き寄せます。

＊注意点

体操は各10回ずつ行って下さい。

体操中は息を止めないで行って下さい。

痛みが出たり、強くなったりするときは運動は中止して下さい。

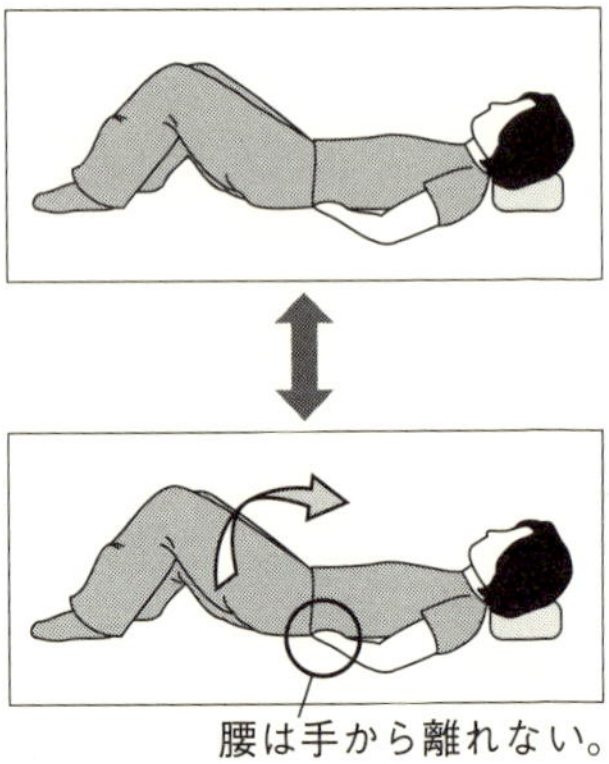

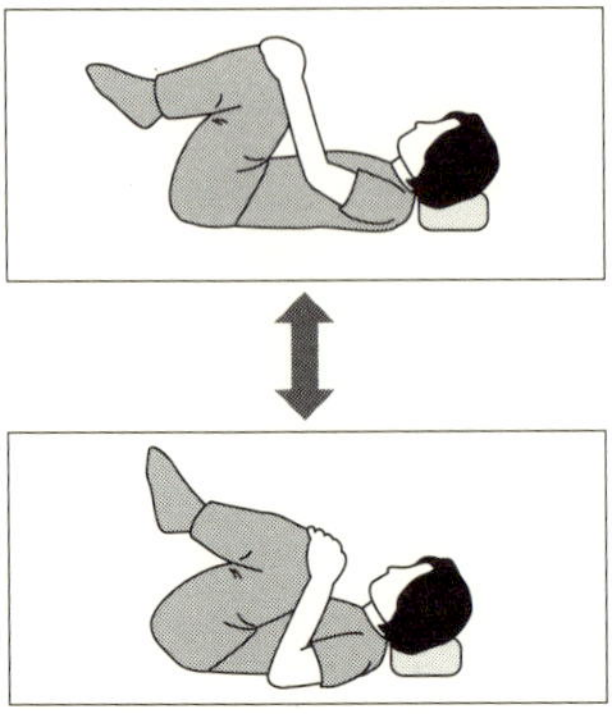

やってはいけない姿勢――腰痛①

腰痛を起こさないための日常生活での注意点については、第二章でも取り上げましたが、ここではそれを姿勢に絞ってわかりやすく紹介します。

腰痛予防の基本は何と言っても姿勢です。腰の負担を軽くするには、日常の姿勢を見直す必要があります。

姿勢が悪くなると、脊椎の湾曲が変化し、治りにくい腰痛を起こす可能性があります。とくに腰に悪い姿勢を覚えておきましょう。

×座る

- 椅子に浅く座ると背が丸くなり、腰部の負担が強くなります。
- 長時間、同じ姿勢を取らないようにすること。ときどきは休憩を取りましょう。

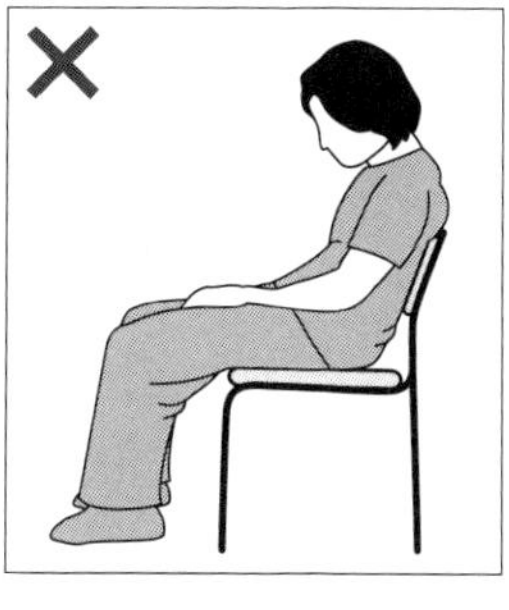

どんなに良い姿勢でも長時間、同じ姿勢を取れば、腰の周りの筋肉は必ず疲労をします。

×立つ

・立ち方や歩き方は人それぞれですが、痛みのない範囲で左右均等に足に体重をかけるように心がけましょう。

・とくに女性の方は、洗い物など前かがみになることが多いので、長時間の同じ姿勢は避けましょう。

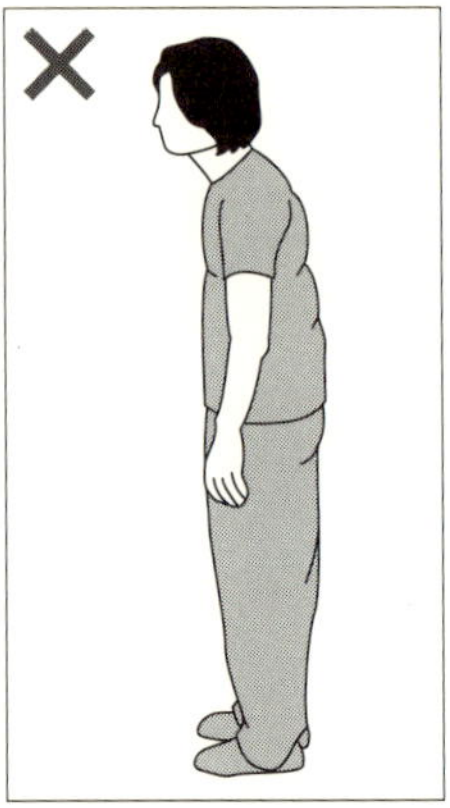

×荷物を持つ

・腰への負担が強いので、中腰では物を持ち上げない。

・膝の屈伸を使い、腰への負担を分担させます。重たい荷物を持つときは、なるべく体と荷物を近づけるといいで

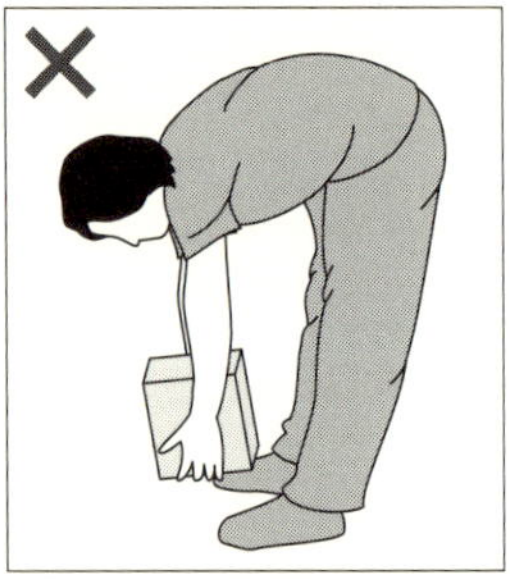

しょう。

＊ポイント

日常生活では姿勢を意識することがあまりありません。実際に腰痛などの症状が現れてから意識をすることがほとんどですので、この機会に姿勢を見直してみるといいでしょう。

やってはいけない姿勢――腰痛②

腰痛にならないための姿勢をさらに二つ紹介します。

①立って作業をするときの注意点

- 立って作業をするときは、片足を足台（10cm～20cm）に乗せると腰への負担が少なくなります。
- 炊事などの作業は体が前かがみにならないように椅子を利用するのも有効です。
- 中腰の姿勢は腰に負担がかかります。腰だけを曲げないで、股関節や膝関節も同時に曲げると腰への負担が軽くなります。

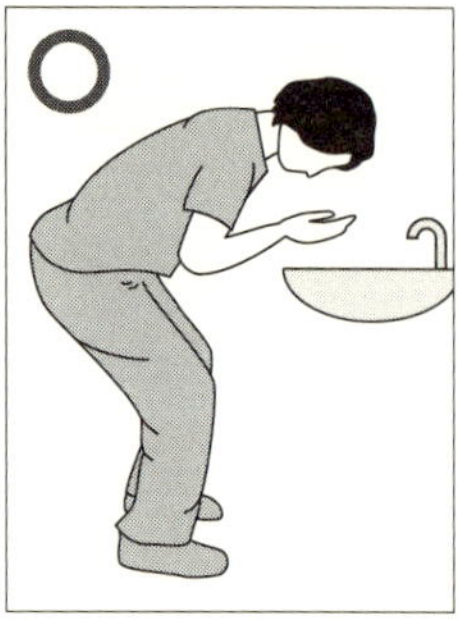

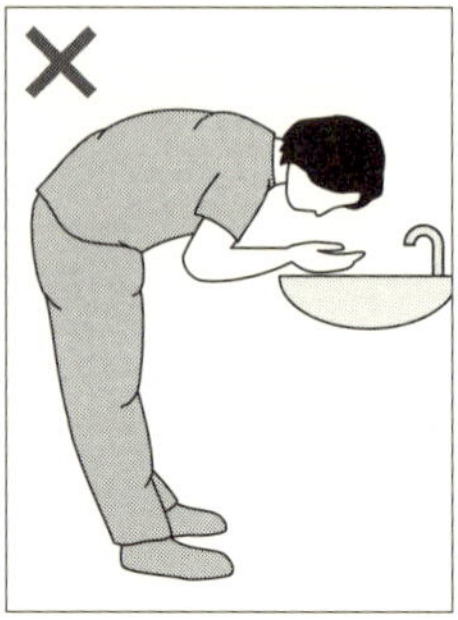

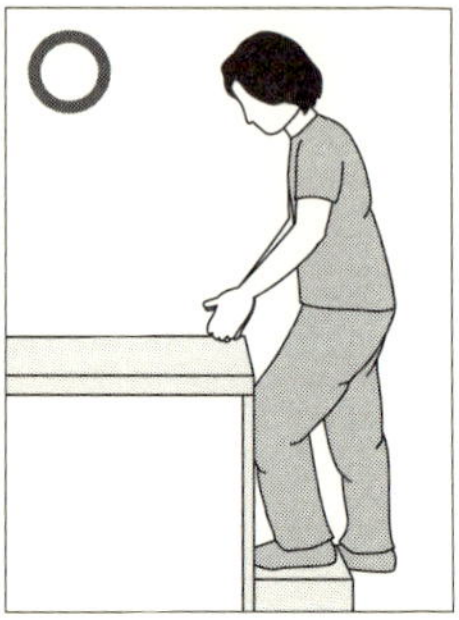

②座るときやデスクワークのときの注意点

- 椅子に座るときは背もたれを使うか、あるいは腰と背もたれの間にクッションなどを入れて背筋が伸びるように座るといいでしょう。
- 前かがみの姿勢になると、背中や腰が丸くなり、負担をかけることになります。
- 椅子の高さは膝の高さに合せましょう。

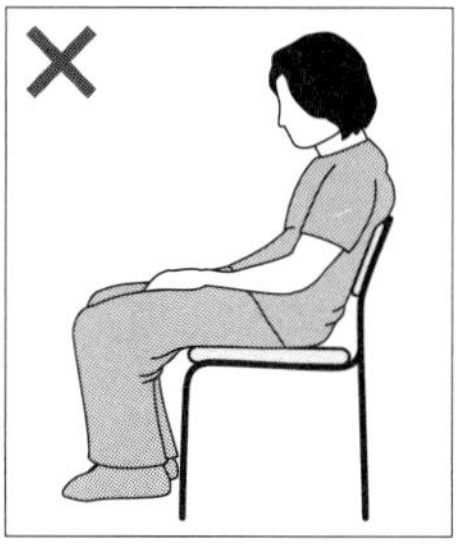

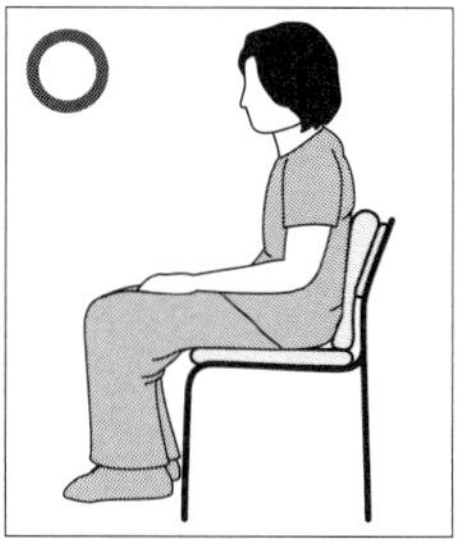

終わりに——整形外科を上手に利用しましょう

いかがでしたでしょうか。今までわからなかった整形外科が扱う疾患、その治療法が理解できたと思います。

理解が深まればそこを上手に利用することができます。間違って違う病院の門を叩いたならば治らなかった病気も、正確な理解と情報があればきちんと治すことができます。

また、整形外科が扱う主な病気もできるだけわかりやすく解説しました。みなさんがかかりやすい病気や治療する機会が多いものを選んで載せてあります。自分がどの病気に当てはまるのか、それを知る手掛かりになると思います。

さらには、整形外科で行っている手術についても触れておきました。関節や脊椎の手術を受ける人が多くなっています。手術でどこまで治るのか、最先端の医療技術についても可能な限り、説明を加えてあります。

最後には、ご自宅でできる予防法も解説しておきました。普段からやっておきたい体操や姿勢などにも注意を払ってほしいと思います。

同時にリハビリテーションにも触れてあります。日常生活や社会生活の質を高めるためにも実行してほしいものを取り上げました。

この本を読んで整形外科を身近に感じて頂ければうれしく思います。

みなさんのお役に少しでも立てることを願っております。

竜操整形外科病院
理事長・院長
角南 義文

整形外科安心ガイドブック
受診する前に知っておきたい心得

2016年 9 月26日　第 1 版発行

定価はカバーに表示してあります。

著　者　角南　義文
発行者　羽田　直仁
発行所　みずほ出版新社株式会社
〒365-0068　埼玉県鴻巣市愛の町412
電話　048(577)3750
FAX　048(577)3752
発　売　株式会社日興企画
〒104-0045　東京都中央区築地2-2-7　日興企画ビル
電話　03(3543)1050
FAX　03(3543)1288

印刷
製本　藤原印刷株式会社

Printed in Japan

ISBN978-4-88877-923-4